U0387284

非物质文化遗产丛书

Intangible Cultural Heritage Series

葛氏捏筋拍打疗法

北京市文学艺术界联合会　组织编写

葛凤麟　编著

北京出版集团
北京美术摄影出版社

图书在版编目（CIP）数据

葛氏捏筋拍打疗法 / 葛凤麟编著；北京市文学艺术
界联合会组织编写. — 北京：北京美术摄影出版社，
2022.9
（非物质文化遗产丛书）
ISBN 978-7-5592-0550-6

Ⅰ. ①葛… Ⅱ. ①葛… ②北… Ⅲ. ①捏脊疗法—介
绍 Ⅳ. ①R244.1

中国版本图书馆CIP数据核字（2022）第172841号

非物质文化遗产丛书
葛氏捏筋拍打疗法
GE SHI NIEJIN PAIDA LIAOFA
葛凤麟　编著
北京市文学艺术界联合会　组织编写

出　　版　北京出版集团
　　　　　北京美术摄影出版社
地　　址　北京北三环中路6号
邮　　编　100120
网　　址　www.bph.com.cn
总发行　北京出版集团
发　　行　京版北美（北京）文化艺术传媒有限公司
经　　销　新华书店
印　　刷　雅迪云印（天津）科技有限公司
版印次　2022年9月第1版第1次印刷
开　　本　787毫米×1092毫米　1/16
印　　张　9
字　　数　130千字
书　　号　ISBN 978-7-5592-0550-6
定　　价　68.00元
如有印装质量问题，由本社负责调换
质量监督电话　010-58572393

编委会

组织编写

北京市文学艺术界联合会

北京民间文艺家协会

序

赵 书

　　2005 年，国务院向各省、自治区、直辖市人民政府，国务院各部委、各直属机构发出了《关于加强文化遗产保护的通知》，第一次提出"文化遗产包括物质文化遗产和非物质文化遗产"的概念，明确指出："非物质文化遗产是指各种以非物质形态存在的与群众生活密切相关、世代相承的传统文化表现形式，包括口头传统、传统表演艺术、民俗活动和礼仪与节庆、有关自然界和宇宙的民间传统知识和实践、传统手工艺技能等，以及与上述传统文化表现形式相关的文化空间。"在"保护为主、抢救第一、合理利用、传承发展"方针的指导下，在市委、市政府的领导下，非物质文化遗产保护工作得到健康、有序的发展，名录体系逐步完善，传承人保护逐步加强，宣传展示不断强化，保护手段丰富多样，取得了显著成绩。第十一届全国人民代表大会常务委员会第十九次会议通过《中华人民共和国非物质文化遗产法》。第三条中规定"国家对非物质文化遗产采取认定、记录、建档等措施予以保存，对体现中华民族优秀传统文化，具有历史、文学、艺术、科学价值的非物质文化遗产采取传承、传播等措施予以保护"。为此，在市委宣传部、组织部的大力支持下，

序

北京市于 2010 年开始组织编辑出版"非物质文化遗产丛书"。丛书的作者为非物质文化遗产项目传承人以及各文化单位、科研机构、大专院校对本专业有深厚造诣的著名专家、学者。这套丛书的出版赢得了良好的社会反响，其编写具有三个特点：

第一，内容真实可靠。非物质文化遗产代表作的第一要素就是项目内容的原真性。非物质文化遗产具有历史价值、文化价值、精神价值、科学价值、审美价值、和谐价值、教育价值、经济价值等多方面的价值。之所以有这么高、这么多方面的价值，都源于项目内容的真实。这些项目蕴含着我们中华民族传统文化的最深根源，保留着形成民族文化身份的原生状态以及思维方式、心理结构与审美观念等。非遗项目是从事非物质文化遗产保护事业的基层工作者，通过走乡串户实地考察获得第一手材料，并对这些田野调查来的资料进行登记造册，为全市非物质文化遗产分布情况建立档案。在此基础上，各区、县非物质文化遗产保护部门进行代表作资格的初步审定，首先由申报单位填写申报表并提供音像和相关实物佐证资料，然后经专家团科学认定，鉴别真伪，充分论证，以无记名投票方式确定向各级政府推荐的名单。各级政府召开由各相关部门组成的联席会议对推荐名单进行审批，然后进行网上公示，无不同意见后方能列入县、区、市以至国家级保护名录的非物质文化遗产代表作。丛书中各本专著所记述的内容真实可靠，较完整地反映了这些项目的产生、发展、当前生存情况，因此有极高历史认识价值。

第二，论证有理有据。非物质文化遗产代表作要有一定的学术价值，主要有三大标准：一是历史认识价值。非物质文化遗产是一定历史时期人类社会活动的产物，列入市级保护名录的项目基本上要有百年传承历史，通过这些项目我们可以具体而生动地感受到历史真实情况，是历史文化的真实存在。二是文化艺术价值。非物质文化遗产中所表现出来的审美意识和艺术创造性，反映着国家和民族的文化艺术传统和历史，体现了北京市历代人民独特的创造力，是各族人民的智慧结晶和宝贵的精神财富。三是科学技术价值。任何非物质文化遗产都是人们在当时所掌握的技术条件下创造出来的，直接反映着文物创造者认识自然、利用自然的程度，反映着当时的科学技术与生产力的发展水平。丛书通过作者有一定学术高度的论述，使读者深刻感受到非物质文化遗产所体现出来的价值更多的是一种现存性，对体现本民族、群体的文化特征具有真实的、承续的意义。

第三，图文并茂，通俗易懂，知识性与艺术性并重。丛书的作者均是非物质文化遗产传承人或某一领域中的权威、知名专家及一线工作者，他们撰写的书第一是要让本专业的人有收获；第二是要让非本专业的人看得懂，因为非物质文化遗产保护工作是国民经济和社会发展的重要组成内容，是公众事业。文艺是民族精神的火烛，非物质文化遗产保护工作是文化大发展、大繁荣的基础工程，越是在大发展、大变动的时代，越要坚守我们共同的精神家园，维护我们的民族文化基因，不能忘了回家的路。为了提高广大群众对非物质文化遗产保护工作重要性的认识，这套丛书对各个非遗项目在文化上的独特性、技能上的高超性、发展中的传承性、传播中的流变性、功能上的实用性、形式上的综合性、心理上的民族性、审美上的地域性进行了学术方面的分析，也注重艺术描写。这套丛书既保证了在理论上的高度、学术分析上的深度，同时也充分考虑到广大读者的愉悦性。丛书对非遗项目代表人物的传奇人生，各位传承人在继承先辈遗产时所做出的努力进行了记述，增加了丛书的艺术欣赏价值。非物质文化遗产保护人民性很强，专业性也很强，要达到在发展中保护，在保护中发展的目的，还要取决于全社会文化觉悟的提高，取决于广大人民群众对非物质文化遗产保护重要性的认识。

编写"非物质文化遗产丛书"的目的，就是为了让广大人民了解中华民族的非物质文化遗产，热爱中华民族的非物质文化遗产，增强全社会的文化遗产保护、传承意识，激发我们的文化创新精神。同时，对于把中华文明推向世界，向全世界展示中华优秀文化和促进中外文化交流均具有积极的推动作用。希望本套图书能得到广大读者的喜爱。

2012 年 2 月 27 日

序

PREFACE

付国兵

"中国最后一位大儒"梁漱溟先生曾剖论，中国文化为人类文化之早熟，具有"由内而外，从心出发"的特点，与西方文化"从身及心"有异。此论断虽非直述内外身心相互关系，但"重内轻外，重心轻身"的传统文化基因却显露无遗。

中医文化是传统文化的一部分，自然难脱其固有"轻视外形身体"之藩篱。如是，中医典籍虽浩如烟海，内外分科发展繁盛荣衰之别恰似冰火之两端。以至外科经典，明代《正体类要》序言中感慨："医有十三科，……而正体科独无其书。"针对外形身体相关道术研究之凋敝由此可见一斑。手法按跷正骨疗治身形诸症虽特色鲜明、屡见奇效，却常因"按揣之劳"而率鄙为"微末小技"，可痛可惜之至！而能永葆初心，坚守指掌专业，又于临床实践有所发明发挥者则愈加令人可敬可佩。

葛氏捏筋拍打疗法迄今已传至第五代。逾150年间，受惠患者无数，声名远播海内外，现已入选国家级非物质文化遗产，获得业内外广泛认同。其理论以《易筋经》为滥觞，删除其中动功、静功与挂裆，结合古代医家导引按跷之术和武术家的点穴法，创立了以捏筋、拍打、正骨为三大主要技术论治骨伤、内伤杂病的综合性治疗方法。其中，在经筋学说基础上独创的脉位理论可谓推陈出新。对脉位的位置与取法、施治手法、患者感应、主治病症等都一一详细描述，可供后学者细细揣摩研究。

葛氏一脉传承百年，在推拿界乃至中医界甚为罕见，五代拳拳之心令我由衷敬佩。中医的传承，正如葛氏这样一代又一代薪火相传，方能绵延至今。我与凤麟兄相识20余年，常感于推拿这门古老技术的传承之难、守业之苦。为此凤麟兄屏弃门户之见，令其子少侠入我门中修习宫廷推拿，如此宫廷推拿与葛氏捏筋拍打可相鉴互学、取长补短，也是推拿界的一段佳话。今"非物质文化遗产丛书"项目《葛氏捏筋拍打疗法》即将出版，欣喜之余，特为之序。

中华中医药学会推拿分会副主任委员、北京按摩学会副会长

2021 年 12 月 27 日

序
PREFACE

王馥荔

在我的印象中，著名的主任医师往往是在比较安静、独立的诊室里为患者看病，而北京世纪坛医院门诊三楼中医骨伤科的葛凤麟主任却是带领他的团队在一间摆着四张床、两个牵引器、一个办公桌，外加一排为患者候诊准备的凳子的大诊室里行医。医生和患者同在一个空间，可以近距离地看到葛主任祖传的葛氏捏筋拍打疗法。并且，他还习惯于边治疗边教给患者自我保健的知识和按摩的小窍门。他声音洪亮，每位等候的人都专心而愉快地听着、学着，受益匪浅。屋子里还回荡着有节奏的拍打声，患者从诊疗床上下地站起身，第一句话基本都是"嗯，舒服点儿了"。这就是葛氏捏筋拍打疗法代表性传承人的治疗场面，活泼又有生趣。

我腰椎间盘突出的毛病比较严重，常年需要在葛主任这里治疗，每治一次就会有所缓解，效果很好。但是，由于工作原因我经常无法坚持连续治疗。葛主任非常理解，还鼓励我说："你很不错了，治疗时都保持着坚强又乐观的心态，这两点特别重要。你现在这样边治疗边工作着也是可以的，只是要注意保暖，别提重东西，腰病迟早能治好的。"他的善解人意和适时鼓励，对我战胜病痛和保持好心情都有很大帮助。另外，他教授的一种保健膝盖的自我按摩手法，我经过一段时间的坚持，也取得了非常明显的效果，现在上楼梯不酸疼，也不吃力了。

作为国家级非物质文化遗产葛氏捏筋拍打疗法的第四代传承人，葛凤麟主任不仅医术高超，更让我感动的是他为老百姓着想并用实际行动投入公益事业中。葛主任每日工作量很大，挂号预约的患者治完了，面对那些慕名而来的患者，他从来不吝惜自己的休息时间，总是为他们加号，认真热忱地一一诊断治疗，工作到下午一两点钟错过午饭是常有的事。

近年来，葛主任和中医骨伤科的医生们又开始走出院门，深入基层义诊。比如今年的八一建军节前夕，他带领着正骨团队到火车站为工作在一线的部队官兵进行中医正骨知识科普和现场义诊，受到部队官兵的欢迎和夸赞。战士们讲："真没想到，名医能为我们现场看病治疗，这种医德太让人感动了！"不仅如此，葛主任的团队还深入北京周边地区、河北地区，尤其是贫困地区，为当地市民、农民开展义诊。他们不顾路途艰辛，也不索取名利，只为人民群众服务。北京世纪坛医院送医上门的事迹传遍了许多城市、村庄、厂矿。

葛氏捏筋拍打疗法治疗手段独具一格。以葛主任为代表的传承者们所体现的敬业精神和高尚医德更让人折服。他继承发扬了传统中医文化的精华，从40多年的亲身实践中获得了丰富的临床经验，把此疗法发展到了一个更高、更广的平台上。我作为患者深有体会的是——满目烦愁忍痛来，浑身轻松笑盈归。

是为序。

著名表演艺术家、首届金鹰奖最佳女演员奖获得者

2019 年 10 月

　　始创于胶东蓬莱，闻名于辽宁锦州，成于首都北京，享誉四海内外，葛氏捏筋拍打疗法发端于清末，五代相传，历经150余年的传承。

　　葛氏捏筋拍打疗法具有特、广、便、新之特点。它脱胎于少林《易筋经》，独创脉位理论，将医学与武学融于一体，以中国古代导引按跷之术通会武学的点穴法，而成医治诊疗技法，是谓之"特"；疗法以捏筋和拍打两种手段，应用于内、外、妇、儿等多种诊疗领域，并不拘泥于骨伤，是谓之"广"；仅以手法和气功拍，按照口诀施治，不限于时间、地点，既可用于治疗康复，也可用于养生保健和强身健体，是谓之"便"；本疗法发展至今，不断与西医骨科、现代影像学和中医内科的优势相结合，丰富诊疗手段，打破学科、门派藩篱，促进疗法适应时代发展，是谓之"新"。

　　葛氏捏筋拍打疗法在发展过程中十分重视传承。创始人葛献宝长于医术，精通武学，承先人之理论精髓，结合自身实践心得，始创葛氏捏筋拍打疗法。此疗法经第二代传承人葛占鳌完善，至第

葛氏捏筋拍打疗法

三代传承人葛长海总结、归纳，使疗法逐渐形成体系，理论、手法在中医骨伤界自成一派，影响扩大至全国及海外地区。第四代传承人葛凤麟作为北京世纪坛医院中医骨伤科主任，在继承祖传技法的同时，结合几十年临床经验，并且打破中西医界限，总结创新，赋予疗法新的内涵。他先后发表《葛氏正骨七大原则》《捏筋拍打疗法治疗颈性眩晕》《葛氏医案》等学术论文，出版《葛氏捏筋拍打正骨疗法》《葛大夫教你捏筋拍打一身轻》《中国葛氏捏筋拍打疗法》等著作，使葛氏捏筋拍打疗法科学化和系统化的同时，更加易于学习和传播。他多次开办公开培训，将疗法精义共享，使传承方式具有开放性、多样化的特点。目前"葛氏捏筋拍打疗法"已传至第五代传承人葛少侠。

在2009年底，经北京市政府批准，葛氏捏筋拍打疗法正式入选北京市非物质文化遗产名录。用于拍打疗法的专用工具（钢丝拍）获得国家专利。在此基础上，2011年，该疗法正式入选国家级非物质文化遗产代表性项目名录。葛氏捏筋拍打疗法第四代传承人葛凤麟当选第七届中华全国青年联合会委员，并荣获第四批北京市名老中医等诸多荣誉。他多次受邀在中央广播电视总台（后文简称央视）及北京电视台《养生堂》栏目讲课，为广大患者普及健康知识。多年来为各类患者进行治疗、保健，取得满意疗效，在海内外享有良好声誉。

借北京市文学艺术界联合会组织编写"非物质文化遗产丛书"之平台，葛氏捏筋拍打疗法得到了又一次总结、提高的良机。希望重新整理、编辑、成书后的《葛氏捏筋拍打疗法》得到业界内外更多人士的关注，一则可以造福更多患者和群众，二则可以为疗法的传承与保护更添助益，更为构建中医独立自主话语体系的路径提供助力。

目录

CONTENTS

第六章

○── **葛氏捏筋拍打疗法的现状和未来** ── 103

目
录

第 一 章

葛氏捏筋拍打疗法概说

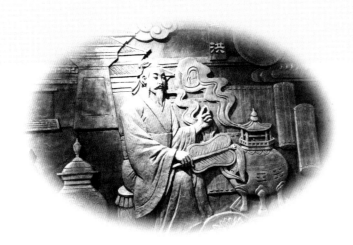

拍打作为武术与气功中的内功训练方式，在多个经典导引功法体系中均有应用，且历史悠久。随着拍打工具的更新以及与中医理论的密切结合，拍打已作为一种中医外治法，广泛用于治疗多种疾病。

葛氏捏筋拍打疗法是中医传统拍打疗法中的代表之一。葛氏家族原籍山东蓬莱，祖辈闯关东后定居辽宁锦州。葛氏捏筋拍打疗法起源于清同治七年（1868年），继承中医文化传统，在经筋学说和导引按跷术的基础上，在临床实践中不断总结创新，形成了独特的脉位理论和捏筋拍打技术。葛氏捏筋拍打疗法的学习者众多，桃李满天下，全国大多数省份均有分布。该诊疗技艺已远播至法国、美国、新加坡、马来西亚等多个国家和地区。

第一节

中医手法医学的历史沿革

手法医学是一个研究以直立的人体的连动性失衡为主体病因疾病的临床治疗体系。直立的人体是人类与动物区别的主要标志之一，直立人体的失衡与爬行动物的关节、肌肉的病变有很大的不同。这样就构成了手法医学的病因学特征、诊断学特征和矫正治疗学的特征，也决定了其具有独特的文化体系和哲学体系。正如《医宗金鉴·正骨心法要诀》所谓："素知其体相，识其部位，一旦临证，机触于外，巧生于内，手随心转，法从手出……"

手法医学以手法为主要诊断方法和治疗手段，作为一类传统医学，其形成有着悠久的历史渊源。在远古时代，人类往往会出于本能，或自己或让同伴搓摩、按揉不适部位以抵御寒冷、减轻伤痛。这种自发的本能行为逐渐发展成自觉的医疗行为，形成了最古老的拍打按摩疗法。夏、商、西周时期医巫并存，形成了医学的雏形。殷商的原始巫史常利用包括拍打按摩在内的一些民间疗法的效验来印证其"神力"。《周礼注疏》记载春秋战国时期名医扁鹊用推拿、针灸法成功抢救"虢太子暴疾尸厥之病"的故事。

秦、汉及三国、两晋、南北朝时期，医药学在脉学、针灸学、药物方剂、伤科、养生保健的发展、交流等各方面取得了成绩，为医学的全面发展积累了经验。许多民间推拿按摩的技术和方法诞生，如马王堆汉墓出土的帛画《导引图》中的捶背、抚胸、搓腰、揉膝等手法；《五十二病方》中有灸、砭、熨、熏等多种外治法；《汉书·苏武传》记载"凿地为坎，置煴火，覆武其上，蹈其背以出血。武气绝半日，复息"，即用足踩背救醒昏迷的苏武；东汉张仲景《金匮要略·杂疗方》阐述了推拿结合体外心脏按压"救自缢死"的方法等。葛洪《肘后备急方·卷一》中载"拈取其脊骨皮，深取痛引之，从龟尾至顶乃止，未愈更为之"，这也是捏脊法最早的记载。

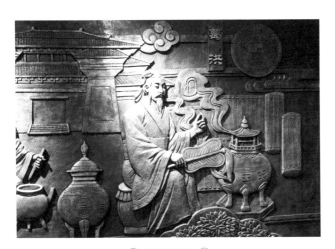

◎ 葛洪浮雕 ◎

隋唐时期是推拿按摩发展的盛世，隋代太医署中曾设医、按摩、咒禁三科进行教学。按摩科已设有按摩师和按摩生。唐代太医署中仍设按摩科，并在该科置博士，下设师、工、生。按摩科的任务是"掌教导引之法以除疾，损伤折跌者，正之"，即按摩和正骨两项任务。这一时期，民间手法医学也得到快速发展。如《千金要方》记载"小儿虽无病，早起常以膏摩囟上及手足心，甚辟风寒"及以膏摩小儿心口、脐等民间小儿推拿保健方法。《续神仙传》中记述唐杭州盐官县有一个叫马湘的人，擅长用竹杖在病人肌肤上叩打来治病，这也是关于器械拍打手法的最早记载。

后世，以器物拍打、徒手拍打两个操作方法为发展途径，手法医学获得了进一步的发展。借助器物拍打锻炼的方法称为棒击法，具有代表性的功法体系包括《易筋经》、王礼庭《五禽图》、宝鼎《形意拳与内功十三段》等。这几个功法体系锻炼方式有部分相似，共同点为通过拍打锻炼提高抗击打能力，达到强筋健骨的目的。

宋元时期民间推拿盛行，如《圣济总录》的生铁熨斗摩顶治风热冲目，以及膏摩顶治疗目疾、鼻塞及诸痫证；《宋史》载有按摩专著《按摩法》《按摩要法》《圣济总录》；《苏沈良方》载掐法治疗新生儿破伤风；《医说》载搓滚竹管治疗骨折后脚筋挛缩证。

明代是推拿按摩再度发展的时期，产生了《净发需知》（又名《江湖按摩修养净发需知》）、《按摩修养歌诀》、《摄生要义》、《保生秘要》等文字材料。此外，民间推拿器械也有了广泛的应用和发展，如《韩氏医通》的木拐按节法，《易筋经》的木杵、木槌、石袋拍打法，《古今医源》的木梳梳法和翎扫法，《寿世保元》的铁物压法，《景岳全书》的刮痧法等。

棒击法采用揉法将《易筋经》内功体系和中医理论相结合。筋经是连缀人体四肢、维络周身皮肉筋骨的一个体系。人民体育出版社1962年出版的《易筋经》一书，就在"揉法"一节中有"凡揉之法，须从右边推向左边，盖推气入于血分，令其通融，又取肺脏于右，揉令肺宽，能够纳气"的叙述。故后人依此整理出"揉腹术""揉腹功"等防治疾病的推拿按摩保健方法。在"打功"八节中，不但介绍了木槌、石袋、五谷袋等各种打功用具，还介绍了各种拍打训练姿势。《易筋经》问世后，捏筋拍打法逐渐成为推拿手法中的重要派别。

清代在小儿、骨伤、内科、五官推拿及膏（药）摩的应用以及流派形成上取得了很大成就，如一指禅、内功、正骨、腹诊、脏腑经络、捏筋拍打等民间推拿流派，一直延续到民国时期。其中，棒击法用于外治，清代称为振梃法。《医宗金鉴·正骨心法要诀》曰："振梃，即木棒也。长尺半，圆如钱大，或面杖亦可。盖受伤之处，气血凝结，疼痛肿硬，用此梃微微振击其上下四旁，使气血流通，得以四散，则疼痛渐减，肿硬渐消也。"宝鼎所著《内功十三段图说》采用揉打结合的方式，先揉后打，只是拍打工具改为散竹棒、木棒、铁丝棒等，以分层次对人体进行击打，使身体内外皮肉筋骨皆"气坚"。这一时期，比较有影响的如南少林推拿疗法和葛氏捏筋拍打疗法。南少林推拿疗法包括点穴、捏筋、拍打、正骨、整体推拿以及教患者习练《易筋经》和少林内功等。葛氏疗法手法则通过在经筋之气聚集、转输、散布、维络的枢纽之处施加捏筋拍打疗法，使经络畅通、经筋舒展，从而在治疗疾病的同时强壮自身气血，增强局部循环，加快身体的康复。

第二节

葛氏脉位理论的传承与创新

一、脱胎于传统医学的脉位概念创新

中国传统医学认为，人体的气血是依靠经络来完成运行的，经络学说也是我国传统医学基础理论的核心之一。在中国第一部医学巨著《黄帝内经》中，经络的概念贯穿于全书，书中载："夫十二经脉者，人之

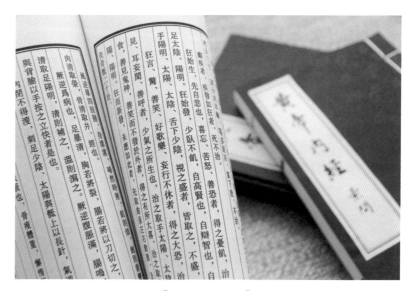

◎《黄帝内经》◎

所以生，病之所以成，人之所以治，病之所以起……"而经脉则"伏行分肉之间，深而不见……诸脉之浮而常见者，皆络脉也"。经络是古人对人体韧带、肌肉及其附属组织生理和病理规律的概括和总结。古人将人体上一些纵贯全身的路线，称为经脉；在这些大干线上有一些分支，分支上又有更细小的分支，这些分支被称为络脉。王叔和的《脉经》将经脉细分为二十四脉，李时珍《濒湖脉学》增为二十七脉，李中梓《诊家正眼》增为二十八脉。传统中医认为，经络通畅则气血调和，身体健

康。反之，则气血瘀滞，百病丛生，故有"痛则不通，通则不痛"之说。

此外，穴位也是传统经络理论中的重要概念，穴位又被称为"腧穴"，主要是人体经络线上特殊的点区部位。穴位是人体脏腑经络气血输注出入的特殊部位。"穴"是空隙的意思，《黄帝内经》又称之为"节""会穴""气穴""气府"等。《黄帝内经·灵枢·九针十二原》云："神气之所游行出入也，非皮肉筋骨也。"说明穴位并不是孤立于体表的点，而是与深部组织器官有着密切联系、互相输通的

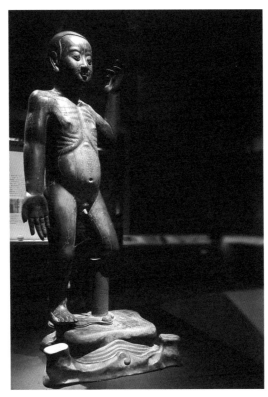

◎ 经络腧穴针灸铜人像 ◎

特殊部位。葛氏捏筋拍打疗法正是将捏筋和拍打手法作用于经络、穴位等来完成治疗的。

葛氏捏筋拍打疗法创始人与传承人根据经络和穴位的理论与实践，在继承我国传统医学经筋学说的基础上，提出"脉位"的概念，并结合自身诊疗经验，总结出捏筋拍打疗法理论。

所谓脉位，是指血管丛或神经走行之处。不同于穴位，脉位的治疗不仅局限于很小的一个点。它有时是一个点，有时是一条线，有时则是一片区域，以找到有明显酸、麻、胀、痛感为准。大部分脉位由于多在动脉和神经通过之处，因而感应力较强，其感觉可按经脉传导放散，也可按络脉放散。脉位是治疗疾病的关键部位。

在葛氏理论中，人体共有72对脉位，葛氏捏筋拍打疗法治疗时所用的脉位的位置跟现代医学的血管、淋巴、神经多有重合，因此更贴近现

代医学的生理解剖。在实际操作上，更容易与现代医学、影像学等有机结合，增强操作性。

二、七十二脉位

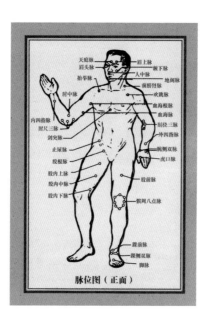

脉位图（正面）

脉位指人体经筋之气聚集、转输、散布、维络的枢纽之处，即葛氏捏筋拍打疗法施治部位。脉位共有72对，皆位于人体经络之上，大多不与穴位重合。这套理论包括了脉位的位置与取法、施治手法、患者感应、主治病症等。这在其他的传统医学理论中未曾出现，应为葛氏家族首创。

1.颅顶脉

位置：前后发际连线与两耳尖连线的中央交叉点。

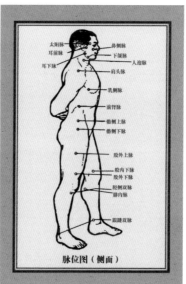

脉位图（侧面）

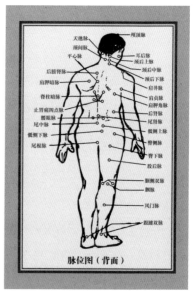

脉位图（背面）

◎ 七十二脉位图（正面、侧面、背面）◎

主治病症：头痛、头晕、高血压病、失眠、记忆力减退、耳鸣等症。

2.天庭脉

位置：两眉之间向上五分处。

主治病症：同颅顶脉。

3.人中脉

位置：鼻柱沟的中上段。

主治病症：昏迷、晕厥、癫狂、卒中不语、面神经麻痹、腰扭伤等。

4.地阁脉

位置：下颌中央略下方。

主治病症：头痛、头晕、牙痛、龈肿、面神经麻痹、口呙流涎、卒中不语等。

5.颈后上脉

位置：胸锁乳突肌上端，颞颥后发际中。

主治病症：颈椎病、头痛、头晕、落枕、上肢麻木、肩背疼痛、三叉神经痛等。

6.颈后中脉

位置：第五颈椎旁开一寸五分，颈后大筋中央。

主治病症：颈椎病、落枕、肌性斜颈、肩背痛、上肢麻木等。

7.颈后下脉

位置：第七颈椎旁开二寸。

主治病症：同颈后中脉。

8.颈间脉

位置：颈椎第四、第五棘突之间。

主治病症：颈项疼痛、活动不利、手指麻木、颈椎错缝、头痛、头晕等。

9.眉头脉

位置：眉头眶上切迹处。

主治病症：目眩、视力减退、近视、远视、散光、眉棱骨痛、头晕目胀、面瘫等。

10.眉上脉

位置：眉弓中央略上方。

主治病症：同眉头脉。

11.鼻侧脉

位置：鼻翼两旁五分处。

主治病症：头痛、鼻塞、流涕、鼻衄、感冒、面瘫、三叉神经痛等。

12.太阳脉

位置：眉梢外侧两横指处。

主治病症：头痛、头晕、偏头痛、耳聋、耳鸣、神经衰弱、目胀、目痛等。

13.颧下脉

位置：颧骨中央下方。

主治病症：牙痛、鼻塞、流涕、鼻衄、牙龈肿胀、面神经麻痹等。

14.下颌脉

位置：下颌角前上方。

主治病症：牙痛、下颌关节炎、面神经麻痹、卒中牙关紧闭等。

15.耳下脉

位置：耳垂下，下颌骨后缘。

主治病症：同下颌脉。

16.耳后脉

位置：耳后完骨（颞骨乳突）前下方。

主治病症：耳鸣、耳聋、牙痛、下颌关节紊乱综合征、面神经麻痹、卒中不语。

17.耳前脉

位置：耳屏前方。

主治病症：同耳后脉。

18.人迎脉

位置：结喉两侧有动脉搏动处。

主治病症：急、慢性咽炎，喉炎，声音嘶哑，失音，咳嗽，气喘等。

19.前膀肾脉

位置：锁骨上方，胸锁乳突肌后下方，有动脉搏动处。

主治病症：肩胛前臂疼痛、上肢麻木、颈椎病、胸痛、小儿麻痹症、卒中、瘫痪、痿症等。

20.后膀肾脉

位置：背部第三、第四胸椎棘突旁开二寸。

主治病症：同前膀肾脉。

21.欢跳脉

位置：胸前壁外上角，腋横纹头内一寸。

主治病症：咳嗽、气喘、胸胁胀满、胸痛、岔气、肩臂疼痛等。

22.剑突脉

位置：胸骨剑突略下方。

主治病症：胸痛、胃脘痛、脘腹胀满、恶心呕吐、反酸呃逆、纳呆等。

23.乳侧脉

位置：乳头水平线旁开四横指。

主治病症：乳房胀痛、乳腺增生、乳房肿块、肋间神经痛等。

24.肩胛暗脉

位置：肩胛部，腋纹头向内四指略上方。

主治病症：肩关节周围炎、肩关节外伤后遗症、肩臂麻木、活动受限、落枕、冈上肌腱炎等。

25.平心脉

位置：肩胛内缘中央。

主治病症：心慌、心悸、心律失常、心肌炎、冠心病、失眠等。

26.肩胛角脉

位置：肩胛角外下缘。

主治病症：胸痛、肩背痛、菱形肌劳损、肩周炎等。

27.脊柱暗脉

位置：脊柱第七、第八胸椎之间。

主治病症：咳嗽、气喘、肩背痛、菱形肌损伤、胃脘痛、糖尿病、胆囊炎等。

28.止胃痛四点脉

位置：脊柱暗脉两旁上下找压痛点，取等距离构成正方形的四个角处。

主治病症：胃脘疼痛、恶心呕吐、膈肌痉挛、胆道蛔虫、背肌筋膜炎等。

29.前肾脉

位置：胁下十一肋端。

主治病症：肋间神经痛、岔气、呃逆、瘫痪、腰扭伤、尿频等。

30.后肾脉

位置：胁下十二肋端。

主治病症：同前肾脉。

31.腰眼脉

位置：第二、第三腰椎旁开二寸。

主治病症：腰扭伤、慢性腰肌劳损、L3横突综合征、腰椎间盘突出症、腰椎骨折后遗症、瘫痪等。

32.骶侧下脉

位置：骶骨第二对骶后孔上，在骶中线与髂后上棘连线的中央。

主治病症：腰骶部疼痛、骶髂关节炎、下肢麻痹、大便秘结、小便失禁、月经不调、痛经、带下病等。

33.骶侧上脉

位置：腰骶关节两旁，第五腰椎横突外侧。

主治病症：同骶侧下脉。

34.尾肾脉

位置：第一、第二腰椎棘突之间。

主治病症：腰椎间盘突出症、慢性腰肌劳损、肾虚腰痛、小便失禁、肾虚泻泄、月经不调、痛经等。

35.尾中脉

位置：第四、第五腰椎之间，两髂嵴的水平线上。

主治病症：同尾肾脉。

36.尾根脉

位置：尾骨尖略前方。

主治病症：尾骶处疼痛、脊髓炎、肛周麻木、便秘、腹泻、阳痿、月经不调等。

37.肩头脉

位置：肩头正中略前方、肩峰略下方。

主治病症：肩臂疼痛、肱二头肌腱损伤、肩关节抬举受限。

38.肩井脉

位置：大椎与肩峰连线的中央。

主治病症：颈项疼痛、肩背疼痛、肩周炎、上肢麻木、中风偏瘫等。

39.肩贞脉

位置：肩后腋横纹头上一寸。

主治病症：肩关节周围炎、三角肌下滑囊炎、卒中瘫痪、上肢痹痛等。

40.抬举脉

位置：锁骨外下方。

主治病症：同肩贞脉。

41.血海根脉

位置：腋窝中央，有动脉搏动处。

主治病症：上肢麻木无力、神经痛、半身不遂、指端感觉异常等。

42.血海脉

位置：近青灵穴，在臂内侧，极泉穴与少海穴的连线上，肘横纹上三寸，肱二头肌的内侧沟中。

主治病症：同血海根脉。

43.肘中脉

位置：肘横纹中央动脉处。

主治病症：肱骨内、外上髁炎，肘关节外伤疼痛，手臂屈伸不利，手麻及瘫痪等。

44.肘尺三脉

位置：肱骨内上髁略前方及其上下各一寸处。

主治病症：同肘中脉。

45.肘桡三脉

位置：肱骨外上髁略前方及其上下各一寸处。

主治病症：同肘中脉。

46.内四指脉

位置：掌横纹上四横指，前臂两骨间。

主治病症：前臂掌侧的腕疼痛，前臂掌侧指关节疼痛、伸屈不利，腕关节扭伤，卒中瘫痪，手指麻木等。

47.外四指脉

位置：手背腕横纹上四横指处。

主治病症：同内四指脉，偏于伸肌疼痛、麻木者。

48.腕侧双脉

位置：尺桡骨茎突下方各一脉。

主治病症：腕关节疼痛、肿胀，腕管综合征，尺桡下关节分离，卒中瘫痪等。

49.虎口脉

位置：第一、第二掌骨之间。

主治病症：牙痛，头痛，眩晕，恶心，呕吐，口眼㖞斜，上肢疼痛、麻木等。

50.止尿脉

位置：腹股沟上段，髂前上棘下方。

主治病症：小便淋漓，尿频、尿失禁，下肢疼痛、麻木等。

51.髂侧上脉

位置：髂骨嵴、股骨大转子连线与髂前、后上棘连线的交叉点上。

主治病症：髂腰肌损伤，髂经束损伤，下肢疼痛、麻木，梨状肌综合征，臀上皮神经炎，下肢瘫痪无力等。

52.髂侧下脉

位置：髂侧上脉与股骨大转子连线中央。

主治病症：同髂侧上脉。

53.臀侧脉

位置：股骨大转子与尾骶骨连线的中外三分之一上方五分。

主治病症：腰臀肌筋膜炎、腰椎间盘突出症、梨状肌综合征、臀上皮神经炎、股神经痛、下肢瘫痪等。

54.臀下脉

位置：臀下横纹中央略下方。

主治病症：同臀侧脉。

55.股根脉

位置：腹股沟中段，动脉跳动处。

主治病症：下肢痿软无力、风湿痹痛、坐骨神经痛等。

56.股内上脉

位置：大腿内侧中上三分之一，股根脉下五横指处。

主治病症：下肢瘫痪、痿软无力，大腿内侧肌群损伤，膝关节疼痛等。

57.股内中脉

位置：大腿内侧中下三分之一，膝上五横指处。

主治病症：同股内上脉。

58.股内下脉

位置：大腿内侧，股骨内侧髁上。

主治病症：同股内上脉。

59.股前脉

位置：大腿前侧中央。

主治病症：股四头肌损伤、萎缩，股神经痛，髌骨软化症，创伤性膝关节炎，下肢瘫痪，风湿痹痛等。

60.股后脉

位置：大腿后侧，臀横纹和腘横纹连线的中点。

主治病症：腰腿疼痛、坐骨神经痛、下肢瘫痪、痿证、痹证等。

61.股外上脉

位置：大腿外侧中间，股骨大转子与膝关节连线的中央。

主治病症：股外侧皮神经炎，阔筋膜张肌损伤，下肢软弱无力、疼痛、麻木等。

62.股外下脉

位置：大腿外侧，股骨外侧髁上。

主治病症：膝关节疼痛、肿胀，小腿外侧疼痛、麻木，坐骨神经痛，下肢瘫痪无力等。

63.髌周八点脉

位置：髌骨的内、外、上、下及内上、外上、内下、外下八个位置。

主治病症：创伤性膝关节炎、半月板损伤、侧副韧带损伤、髌骨软化症、脂肪垫劳损等。

64.腘脉

位置：腘窝中央动脉处。

主治病症：腰背疼痛、腰椎间盘突出症、腰椎管狭窄症、膝关节疼痛、髌骨软化症、髌下垫劳损等。

65.腘侧双脉

位置：腘窝，腘横纹两端、腘脉两侧处。

主治病症：同腘脉。

66.胫侧双脉

位置：胫骨内髁下缘和腓骨小头前下方。

主治病症：小腿及膝关节疼痛、麻木，踝关节扭伤、肿胀，下肢瘫痪，足内、外翻畸形等。

67.腓内脉

位置：胫骨中上三分之一内后缘，腓肠肌中央。

主治病症：腓肠肌痉挛，坐骨神经痛，腰背痛，小腿疼痛、麻木等。

68.风门脉

位置：腓肠肌肌腹中。

主治病症：同腓内脉。

69.踝前脉

位置：足背与小腿交界处，两筋间。

主治病症：踝关节扭挫伤疼痛、肿胀、活动受限，足内、外翻畸形，足背麻木等。

70.踝侧双脉

位置：踝前脉两旁，两踝骨的前下缘处。

主治病症：同踝前脉。

71.跟腱双脉

位置：双踝骨后缘与跟腱之间。

主治病症：腰腿痛，跟腱炎，足跟痛，下肢瘫痪，踝关节扭伤疼痛，足内、外翻畸形等。

72.脚脉

位置：第一、第二跖骨基底结合部。

主治病症：头痛、头晕、目胀、下肢疼痛、腰膝酸软、阴虚内热等症。

第三节
葛氏捏筋拍打疗法的作用机制

中医伤科是我国医学百花园中的一朵奇葩，是中华民族两千多年传统医学与传统文化交融的璀璨瑰宝，其"简、便、验、廉"的突出优势，为中华儿女世代繁衍乃至人类社会的生存发展做出了不可磨灭的巨大贡献。

拍打疗法在临床上单独使用，主要治疗神经肌肉性的各种痛症或关节活动障碍性疾病，并通过拍打部位的特殊经络发挥治疗非痛性疾病的作用。葛氏捏筋拍打疗法的医疗作用可概括为"壮丹田，和脏腑，脏腑和而血自生。血生气自足，气足则百病皆无"，也就是以手指捏揉和用拍子拍打身体特定部位的经脉筋腱，行气活血、调理脏腑，从而达到强筋健骨、调和气血、防病、治病的目的。

一、捏筋拍打疗法作用于经络系统

捏筋拍打疗法的作用机制，无疑是通过经络体系来完成的。捏筋拍打疗法对于治疗经络系统的疾病，具有独特之处。

（一）捏筋疗法与经络系统

广义的"筋"，包括筋腱、经络（结合现代医学，即与肌腱、筋膜、神经、血管等有关）。十二经筋，是十二经脉之气结、聚、散、络于体内关节的体系，是古人对人体韧带、肌肉及其附属组织生理和病理规律的概括和总结。我们所捏揉的部位，正是这些经筋之气聚集、转输、散布、维络的枢纽之处。如躯干部的颈、项、背、腰、骶，上肢部的肩、腋、臂、肘、腕，下肢部的臀、股、膝、腘、踝等处的脉位，正是经筋的交会之地。经筋是连缀人体四肢，维络周身皮、肉、筋、骨的一个体系。在正常情况下，这些经筋是舒展、畅通的，经气输布正常，故能令四肢伸屈便利，转动灵活，运用自如，即能维持正常的功能运动。一旦遭受损伤，则经筋肿胀、挛缩，甚至僵硬或断裂，使经气阻滞、凝结，必然会出现疼痛、麻木、举止不利，甚至偏废，痿不得伸。

葛氏捏筋拍打疗法通过不同的捏揉手法使肿胀者肿消瘀散，使挛缩者舒解伸展，使僵硬者疏松柔软，使断裂者重新修复。总之，此疗法可促使经筋舒展、通畅，使经气得以正常输布运行。经脉与经筋在人体内的分布是相互并行、相互为用的。经脉内运行的是"血"，经筋内运行的是"经气"。故古人有"气行脉外，血行脉内"之说，同时又有"气行则血行，

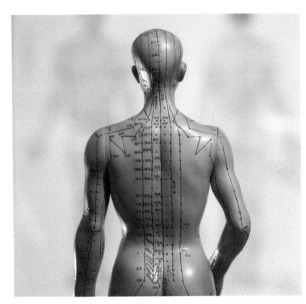

◎ 中医人体经络（局部）◎

气滞则血凝"之说。这就说明，经气阻滞必然会使"血"凝结在经脉之内，而使经脉阻塞不通。用捏揉手法，不但能促使经筋复通，使经气得以运行，而且可促使经脉畅通，使"血"流旺盛。经脉、经筋畅通，气血运行旺盛，则痛消肿散，患处复健。所以说，捏筋疗法与经络系统的关系是非常密切的。某些内科杂症用捏筋法来治疗，也是通过这种经络畅通、气血循行旺盛和经络的传导作用来完成的。

（二）拍打疗法与经络系统

拍打疗法与经络的关系更为密切。虽然拍打疗法从表面上看只是作用在皮表，但实际上也可以通过皮肉而作用于经脉、经筋和络脉。拍打时，首先作用于经络系统的最表层，即十二皮部。十二皮部是十二经脉、经筋的气血通过络脉而散布在人体最表层的部位。在人体外部环境发生变化时，外邪侵入皮部，通过经络，传导至内脏。如风寒侵袭，首先侵入皮部，通过经络传导至肺，而令人咳嗽。同时，脏腑有病，也可以通过经络反映到皮部上来。拍打疗法可以促使皮部的气血循行，同时也可通过经络的传导作用而影响到内脏。还可使经脉、经筋受到震动，

葛
氏
捏
筋
拍
打
疗
法

从而使痉挛缓解，阻滞消散，壅塞复通。所以说，拍打疗法也具有疏通经络、调和气血的作用，它能促使整个经络系统通畅无阻，加速循行，从而达到治疗疾病的目的。

二、捏筋拍打疗法作用于脏腑系统

捏筋拍打疗法虽然作用在体表和四肢，但它可以通过气血、经络的运行和传导作用而影响内脏。脏腑的某些疾病，可以在某些特定部位表现出异常。因此，在这些特定部位上进行捏揉或拍打，可治疗某些内脏病。如：胃痛揉背部的止胃痛四点脉，心慌、心跳揉平心脉等。总之，捏筋拍打疗法是通过调和气血、疏通经络而达到治疗脏腑疾病的目的的。

三、捏筋拍打疗法作用于神经、血管系统

捏筋拍打疗法与我国医学理论体系的经络学说关系极为密切。经络学说是捏筋拍打疗法作用机制的纽带。从某种程度上讲，经络学说与现代医学理论的神经血管系统有着较为密切的关系。在研究捏筋拍打疗法的过程中，葛氏疗法的传人发现捏筋部位和拍打部位往往都是一些主要的神经干和大血管的经过之处，这些神经血管就是捏筋拍打作用的直接承受者，可见捏筋拍打疗法和神经血管系统有着非常密切的关系。

（一）捏筋拍打疗法与神经系统

神经系统分布于人体全身各部，人体全身各部无不受到神经系统支配。当人体某一部位发生损伤或疾病后，必然会刺激该部位的神经，使之产生异常的兴奋变化，临床上多表现为局部疼痛、发热等症状。如果这种刺激持续不断，经久不愈，就会使该部位的神经由最初的兴奋状态转化为抑制状态，故临床多表现为局部麻木、功能衰退或丧失、局部发凉等症状。由于损伤所致的水肿、出血被吸收以后发生机化，使神经周围结缔组织发生增生、挛缩、粘连、结疤、僵硬等现象，压迫局部的神经，于是更加重了神经的抑制状态。捏筋疗法就是在这些神经部位上使用适当手法使处于异常兴奋状态的神经转化为抑制状态，使长期处于抑

制状态的神经重新兴奋起来，也使压迫于神经周围的挛缩、结节、粘连等现象逐渐解除，从而达到缓解症状、治疗疾病的目的。

（二）捏筋拍打疗法与血管系统

动脉血管通常与神经相伴而行，分布于全身各部，以供给各部组织营养，使人体维持正常的功能。当人体某一部位发生损伤或疾患时，势必会影响血管，影响血液的正常循行，影响血液中营养的输送、供应。局部损伤后，出血和组织液的渗出，造成局部水肿或血肿，会压迫或阻塞血管，影响血液循环。血管周围水肿或血肿吸收后的机化物，使结缔组织增生、挛缩、结节，也会影响到血管和血液循环。通过捏筋和拍打可以解除压迫血管或阻塞血管的因素，促使血管扩张，增强毛细血管的通透性，加速血液循环，促使血液运行旺盛、营养供给便利。同时，促进局部损伤后水肿瘀血的吸收，起到活血化瘀的作用。

四、捏筋拍打疗法作用于血液、淋巴液等体液

捏筋拍打疗法可以加速血液循环，促进血液和淋巴液等体液的代谢。人体各部的生理功能、运动功能和抗病能力，无不依靠血液和淋巴液的循环代谢。当这些体液代谢缓慢或发生障碍时，就会生出疾病。另一方面，某一部位的损伤或疾病也可使该部位的体液代谢减慢或受到障碍，用捏筋拍打疗法可以促使毛细血管扩张，促进血液和淋巴液等体液循环旺盛，促使组织细胞运动活跃，增进体液的通透能力，加速体液的新陈代谢过程，从而治疗某些损伤和疾病。捏筋拍打疗法对于体液的代谢的作用机制虽然尚不十分明了，但临床的某些事实确实有很大的启发意义。如高血压病患者，经过拍打疗法治疗后，血压逐渐下降，可以认为是由于通过拍打后背及四肢，促使外周小血管及毛细血管扩张、充血，增加了微循环的血流量，从而降低了外周小血管的阻力，而使血压下降。又如对膝关节滑液囊积液的治疗，捏筋拍打疗法可促使积液逐渐被吸收，一般认为这是由于捏筋拍打疗法能够促进血液及淋巴液的循环代谢。在人体中，体液占体重的70%左右，这些体液的循环代谢是维持人体内环境稳定和生命活动的基础。因此，人体体液的循环代谢旺盛与

否，会直接影响人体的健康状况。捏筋拍打疗法正是通过调节人体的体液代谢功能，增强其通透能力，从而达到防病治病的目的。

　　总体而言，捏筋拍打疗法的作用功效包括局部反应与整体效应两个方面。局部反应体现在对拍打部位的皮肤、肌肉、经脉，甚至更深层次部位的影响；整体效应主要为局部拍打对全身状态的改善。局部对整体的作用，与中医的整体思维、经脉理论和现代医学的神经调节机制等方面有关。

第四节

葛氏捏筋拍打疗法的经典案例

一、葛氏治疗法——踝关节损伤

传统医学：踝关节损伤即中医文献中所指"骨错缝、筋出槽"，属于中医"筋伤"的范畴。我们在中医文献中常常会读到"骨缝"一词。"骨缝"指的是骨关节正常间隙。古文献《医宗金鉴·正骨心法要诀》中云："或因跌扑闪失，以致骨缝开错，气血郁滞。"骨伤科专著《仙授理伤续断秘方》则曰："凡左右损处，只相度骨缝，仔细捻捺，忖度，便见大概。"因此，学者普遍认为"骨错缝"是骨关节间隙发生了细微改变，造成了类似于现代医学所说的半脱位情况。筋出槽，目前认为是指筋由于损伤而导致的形态、位置改变，临床上经常表现为筋歪、筋走、筋翻、筋驰、筋纵、筋离等。

葛氏疗法：葛氏疗法认为，内、外踝部的软组织损伤以及关节面微细错位、绞锁，均属于中医所指的骨错缝、筋出槽范畴。临床诊治过程中，首先要明确病位，辨别清楚踝部筋骨经脉错乱、损伤的具体位置。

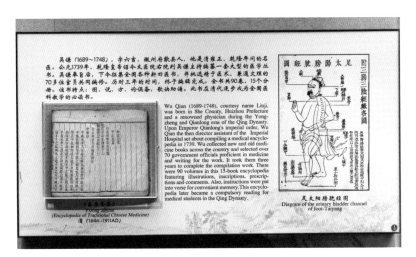

◎ 关于清代吴谦与《医宗金鉴》的介绍 ◎

葛氏捏筋拍打疗法

医者通过仔细检查，会在伤筋之处找到明显的痛点，范围为米粒大至硬币大小。这样，找准疼痛点，判断出部位的损伤状况，采用轻巧柔和的适宜手法进行治疗，则往往是立竿见影，效如桴鼓。

明确病位，以病位损伤情况作为施治的基础，遵从了中医辨证论治的基本原则。这是葛老总结家传葛氏捏筋拍打手法之后进行的提高和升华，因此它被认为是葛氏手法治疗踝关节损伤的精髓所在。

成功案例：

病例1：2007年1月15日，北京世纪坛医院中医骨伤科门诊。男性，60岁，15年前右踝关节不慎扭伤后，辗转于国内多家知名三甲医院求医问治，但走路始终有隐痛。后来，患者赴德国再次采用局部封闭、理疗等方法，始终未愈。近一年症状逐渐加重，仅能短距离走动，一旦进行长距离行走或者跑步、爬山等活动，疼痛就明显加重，严重影响了生活质量。

患者偶然经人介绍来找葛凤麟主任求治，希望能够想点办法。葛凤麟主任见到患者后为其耐心地进行了检查。该患者右踝关节未见肿胀及明显异常，但在外踝部正下方发现约米粒大小的明显压痛点，且患者舌质淡、苔薄白、脉细。X线片显示，骨质未见明显异常。诊断为右踝关节扭伤。于是，采取手法治疗。

手法操作过程：患者采用仰卧位，伸出右侧患肢；施术者采用拇指点揉法在痛点处轻轻拿揉，用力以患者能够忍耐为度，避免不顾患者感受的粗暴用力，并不断安慰患者放松。拿揉5分钟后，为患者进行背屈和跖屈活动，约5分钟。最后，由一名助手协助握住患者右下肢下端，葛主任双手握住其右足，与助手相对拔伸，采取摇踝法进行摇踝治疗10~20次。之后，再用刮法在伤处刮揉。手法治疗结束后，患者尝试下地行走，症状消失，当天进行长距离运动也未感到明显异常。葛主任再次叮嘱患者及家属，注意要适当活动，并合理休息。此时症状有所缓解是因为手法干预。慢性疾病不可能一次痊愈，建议每周治疗3次，连续两个月为一个疗程。患者坚持治疗两个疗程后，右踝关节未再出现不适症状。

病例2：2008年5月4日，某老年女性患者，61岁。在公园跳广场舞时，左脚触地过于猛烈，扭伤左踝，送至北京世纪坛医院骨外科急诊科。入院后首诊其左踝肿胀明显，采用冰敷治疗。X线片显示，未见骨折及脱位。遂送入本院中医骨伤科。

葛主任查房，患者症见：左踝受伤部肿胀，皮肤亮，绷起，少量瘀斑。体格检查：左足外踝下部可及压痛性、米粒大小的结节；内翻位时外踝明显疼痛。诊断为左外踝关节扭伤。予手法治疗。

手法操作过程：患者采用仰卧位，伸出左侧伤肢。施术者不断告诫患者和助手：既然确定没有错位及骨折，仅为扭伤，且处在急性扭伤的早期，忌用剧烈、暴力的手法对伤痛点进行治疗。因本已出现急性软组织损伤，如果使用暴力，则有可能加重组织损伤。应采取24小时内冷敷、24小时后热敷的方法为宜；先以拇指在结节处轻轻揉捻、点按10分钟；告诫患者冷敷为宜，用轮椅送回家中。第二天门诊复诊，发现肿胀已经明显缓解，瘀血散开，较前有明显好转。于是，再次以拇指在结节处轻轻揉捻、点按10分钟；双手握住足部进行背屈及跖屈运动；10分钟后，一助手握住其伤肢下端，葛主任双手虎口相对紧握其足部，拇指轻轻按揉伤筋处，与助手相对进行摇踝治疗10~20次。最后，以刮法对结节处摇捏，结束手法治疗。第三天，患者可下地行走，疼痛轻微，不用挂拐亦可行走。嘱其用消肿散每日涂抹患处，两日后，患者痊愈。

二、葛氏治疗法——颈神经根炎

颈神经根炎是一种常见的由风寒、外伤、感染等因素引起，以颈、肩、背剧烈疼痛，上肢放射状疼痛或麻木为主要临床表现的一种周围神经疾病。颈神经根炎的发病率近年来在逐步上升，而相关文献中对该病的记载较少，对此，葛氏捏筋拍打疗法对该病的治疗进行了探索。

（一）临床表现

颈神经根炎常见的临床表现有：颈部酸痛，重者可出现颈部活动受限，颈椎旁明显压痛；根据受累神经根支配范围可见自肩颈部至上肢尺侧或（和）桡侧持续剧烈的刀割或烧灼样放射痛，夜间加重，无法入睡，受凉、咳嗽都会进一步使疼痛加剧，患侧上肢抬举，将手掌置于脑后时可见疼痛减轻。

落枕后治疗不当、受凉是目前导致此病发生的最常见病因。

（二）治疗思路

葛氏捏筋拍打疗法传承人通过对大量病例治疗过程及疗效的观察、总结，对于治疗颈神经根炎已有成熟的经验体会及治疗思路，在治疗中采用独特的诊疗思路及独创的脉位系统。多年来捏筋拍打疗法已使大量颈神经根炎的患者得到了有效的针对治疗，就诊患者的症状均可以在短时间内得到明显缓解，最终痊愈。

不同于传统推拿中对于颈神经根炎以颈部旋转复位或扳法为主要特征，或是以放松舒缓为主的治疗思路，葛氏捏筋拍打疗法在治疗中以整复胸椎以及间接刺激受累神经为重点进行治疗，配合独有的拍打法，具有快捷而显著的疗效。

（三）治疗方案

1.放松肩颈部肌群

首先以拿揉、点揉的方式舒缓颈部及痛处局部肌肉的痉挛。拿揉，四指并拢呈钳形，虎口发力，将施治肌肉沿垂直方向向上提起后，用虎口和掌心柔和挤压，拿揉颈肩部肌肉，以颈后三脉区域、后膀肾脉区域及痛点周围区域为主；然后用拇指依次点揉颈后三脉，即颈后上脉、颈后中脉、颈后下脉，还有后膀肾脉、肩井脉、肩胛暗脉；用中指点揉前膀肾脉。

局部肌肉的痉挛、高张力状态会使局部受累神经受到进一步持续压迫，会加重疼痛并影响疗效，所以对于颈部肌肉痉挛、活动受限的患者，舒缓颈部肌肉尤其重要。这样做，有利于神经根炎性水肿的消除，缓解痉挛，改善症状。

2.整复胸椎小关节紊乱

肩颈部肌群得到充分放松后，用提法来整复胸椎小关节。让患者端坐，适度挺胸抬头；施术者立于患者身后，令患者双手在头后交叉抱头，施术者双臂从腋下穿至患者前方后再从臂弯处穿回，可抓住患者双臂或用双掌覆盖于患者抱头的双手掌背之上，胸部轻贴患者背部，双臂快速发力上提，可听到胸椎复位弹响。

通过观察发现，胸椎小关节紊乱在影响正中神经及交感神经的同时，也会累及斜方肌、背阔肌等，使局部肌肉紧张，加重颈神经根炎患者的颈肩部疼痛并使颈部活动受限。对胸椎小关节正位可以松缓肩背部的肌肉，促进局部的血液循环，加快炎症消除。使用提法时应注意动作发力要快而轻，应做到整复彻底的同时，使患者无明显不适感，并且提法不易造成胸壁或肋骨的挫伤，对疾患的治疗有显著作用。

3.抠拨刺激受累神经

对胸椎小关节进行整复后，用抠拨血海根脉的方式刺激舒活受累神经。患者端坐，施术者站于患者患侧，在患者哪侧即用哪侧手，拇指扶在患者肩头，其余四指并拢后弯曲，在患者腋下血海根脉处沿肌腱垂直方向横向抠拨腋总神经，发力如拨琴弦，确定患者感到上肢放射状刺激感后力度可由轻变重。

葛主任在多年治疗中发现，治疗颈神经根炎时，间接刺激受累神经，对于急性期神经压迫症状的缓解以及消除神经根炎症、促进水肿吸收有显著效果。

4.拍打患肢脉位

用葛氏健身拍，中等力度，拍打背后三条线，然后从上至下依次拍打患肢的上肢四面。

葛氏捏筋拍打疗法使用的脉位系统，与传统穴位有一定区别，在此按上文叙述顺序标示治疗中所用脉位的实际定位（具体定位见上文"七十二脉位"）。

常用到的脉位有：颈后三脉，即颈后上脉、颈后中脉、颈后下脉；后膀肾脉；肩井脉；肩胛暗脉；前膀肾脉；血海根脉。

5.治疗注意事项

治疗中需要注意：手法不宜过重，以舒缓放松肌肉为主，点揉时以揉为主，点法不宜过多过重，以免进一步加重肌肉高张力状态；刺激受累神经时也不能直接循痛点刺激，而应从腋总神经等处刺激，间接促进炎症消除；对于颈部肌肉痉挛、活动受限不明显的患者，应采用颈部牵引的方式配合治疗，减轻颈椎椎体间压力对于缓解神经根刺激症状有很好的效果。

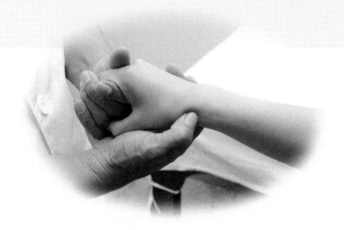

第（二）章

葛氏捏筋拍打疗法——手法

葛式捏筋拍打疗法的治疗依据中，最重要的因素是脉位。在实际操作中，与脉位相配合，最重要的就是手法和拍打，这两个方面基本概括了这套疗法的精髓。其中，捏筋法是凭着医者的双手，在患者身体的一定部位（脉位或肌肉筋腱）上施行捏、揉、抠、拿、点、拨、刮、划、搓、压、滚、掐、摇、摆、抖、抓等各种不同手法，使患者被施行手法的部位产生酸、麻、胀、沉、电击感、发热感、放散感、舒适感等各种不同的感应，从而达到治疗疾病的目的。

第一节

捏筋二十六手法

顾名思义，推拿正骨，不推不拿，无以见效，而手法则是取得疗效的关键，历代名家正是因为在手法上下足功夫才取得了自身的成就。因此，两千年来，传统中医涌现出多种流派的手法，有"若尽其所传，不下千余式"之称。

葛氏捏筋拍打疗法在广泛总结前人经验的基础上，融合自家治疗心得，将基本手法归纳为26种。在治疗中运用这些手法会使患者产生酸、麻、胀、舒适感等不同感应，从而达到治疗疾病的目的。在施治时，施行者要强调柔、和、轻、巧，照顾到患者在治疗过程中的体验。

为了便于记忆，使初学者易于背诵和掌握，葛氏传人将二十六种基本手法编成口诀：

捏抠拨刮划，搓压引折掐，

摇摆抖滚抓，挤扳挟推拔，

点揉拿颤法，提打效更佳，

诸法若配伍，千式皆由它。

一、二十六手法

1.捏法

施术者以单手或双手拇指的指腹，与其余四指的指腹相对用力，在患处筋腱、肌肉上一紧一松地捏；并且边捏边向末梢移动，使局部有舒适、温热感。捏法多用于四肢及颈背部，故有上肢捏法、下肢捏法、颈部捏法、背部捏法等多种捏法。一般单独使用捏法的机会很少，临床上较为常用的是将之与揉法配合，变成"捏揉法"。

捏法有促进局部血液循环、改善肌肉萎缩状态、消除肌肉酸胀、调和气血、通络活血等功效，可用于肢体麻木、肌肉萎缩无力、肢体萎弱废用、腿酸腿痛、肩背酸、局部劳损等症。

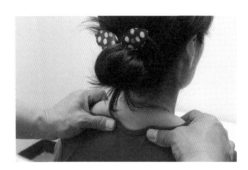

◎ 捏法 ◎

2.揉法

揉法是用单手或双手的指腹、掌根、鱼际、掌心或肘尖，沿患部的脉络进行向左或向右的旋转揉按。因着力部位不同，故揉法又有拇指揉法、中指揉法、四指揉法、跪指揉法、贴掌揉法、平掌揉法、合掌揉法、掌根揉法、肘揉法等。

揉法应用范围广泛，可适用于全身各部位。具有疏通经络、调理筋脉、理气活血、消肿散瘀、消食导滞等作用，可用于头痛头晕、颈项酸痛、脘腹胀满、消化不良、腰背酸痛、四肢麻木、瘫痪及风湿痹痛等症。

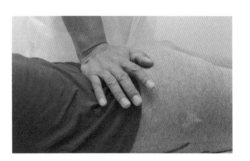

◎ 揉法 ◎

3.抠法

抠法，是施术者以手指（分别对应拇指抠法、食指抠法、中指抠法）反复抠取位于凹陷部位中的脉位，如抠前膀肾脉、抠血海根脉等，使患部产生一种酸麻胀感。因为此手法比较重，所

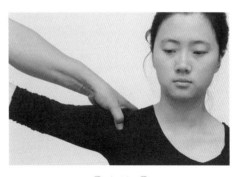

◎ 抠法 ◎

以有时可产生电击样感觉。抠法常与揉法相配合，称为"抠揉法"；与拨法配合时称为"抠拨法"。

抠法多用于凹陷处，如锁骨窝、腋窝、肘窝、腹股沟、腘窝等处的脉位，具有疏通经络、行气理血、调和营卫等作用，对四肢麻木、酸痛、瘫痪、痿证、痹证均有较好的效果。

4.拿法

拿法，是施术者以拇指的指腹为一侧，与其余四指的指腹相对呈钳形，同时用力，将患部肌肉、肌腱拿起，如同拿物。此法可分为上肢拿法、下肢拿法、肩部拿法、辗转拿法、滑动拿法、压缩拿法等。拿法与揉法相配合，称为"拿揉法"。

拿法主要适用于四肢及肌肉丰厚处，具有通经活络、散寒祛邪、顺气活血、调节胃肠、分离粘连、缓解痉挛、开窍止痛、消除疲劳等作用，可防治颈椎病、颈部扭挫伤、肩周炎、腰背部疼痛、四肢麻木、肠胃功能紊乱、神经衰弱等症。

5.点法

施术者以手指尖或肘尖点在患部的一定脉位上，使之产生酸麻胀感，促使患处的结聚消散、气血通畅。用手指点时称为指点法，有拇指点法、中指点法；用肘尖点时称为肘点法。点法多与其他手法配合使用，如与揉法配合称为"点揉法"，与拨法配合称为"点拨法"，与压法配合称为"点压法"。

点法具有消散结聚、通畅经络、解痉止痛等作用，适用于头面、颈项、四肢，可防治头痛、头昏、面瘫、颈项酸痛、四肢痛麻等症。肘点法仅适用于腰骶、髋臀部，治疗腰骶

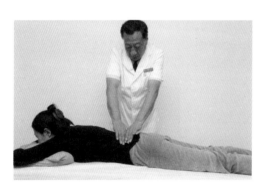

◎ 拿法 ◎

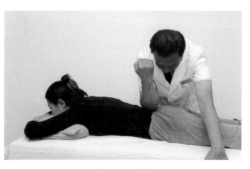

◎ 点法 ◎

及臀部酸胀痛麻等症。

6.拨法

　　施术者用手指按于患处脉位上，摸清筋脉，横于筋腱走行方向，进行往返弹拨，其状如弹拨琴弦，俗称"弹筋拨络"，又称"弹拨法"。拨法是一种比较强烈的手法，能使患者产生酸麻胀感，甚至产生触电样感觉。

　　拨法能调理筋脉，疏通经络，缓解痉挛，消散结聚，促使移位的或变形的筋腱恢复正常功能。用于四肢扭伤、肌筋痉挛、伤后局部粘连、功能活动受限等症。

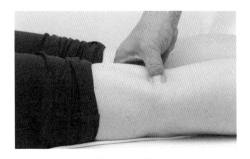

◎ 拨法 ◎

7.刮法

　　施术者以拇指尖在患处的一定部位上顺着筋脉的行走方向进行刮动。此法更为强烈，感应和作用都比拨法更明显。

　　刮法可温通经络，祛风散寒，舒筋活血，解痉止痛。用于肩背酸痛、脊背沉紧、胸闷发憋、头痛发热等症，多用于脉位处的筋脉结节等。

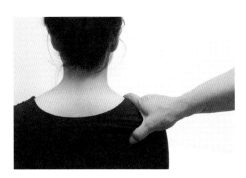

◎ 刮法 ◎

8.划法

　　施术者两臂半屈，五指微屈，两拇指尖按于颅顶脉处，呈"S"状轻轻揉按划动。同时，其余四指散开屈曲，以指尖触及额角及额部做椭圆状划动或颤点，使头部有一种舒适感。

　　划法只适于头面，具有安神健脑、

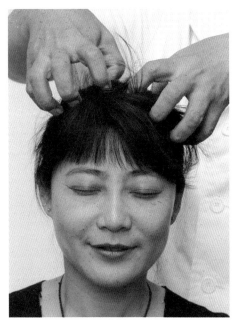

◎ 划法 ◎

开窍明目之功，可治疗头痛、头昏、失眠多梦、记忆力减退、双目干涩、视物昏花等症。

9.搓法

施术者用手指指腹或手掌按于患处脉位的皮肤上，进行往返摩擦搓动，使之充血、发红、发热。搓法可分为拇指搓法、平掌搓法、立掌搓法、合掌搓法、虎口搓法等。搓法与揉法相配合，称"搓揉法"。

搓法可促使局部毛细血管扩张，加速气血循环，起到活血化瘀、通络止痛的作用，用于腰腿酸痛、肩背酸痛、外感头痛、肢体麻木、肌肉痉挛等症。

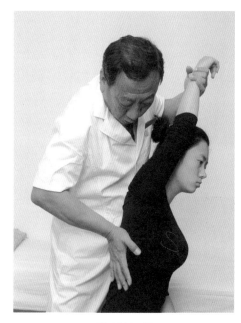

◎ 搓法 ◎

10.压法

施术者以手掌或拳头按于患部的脉位上，用力向下按压。用力时要由轻逐渐加大压力，使患处有一种麻胀或发热的感觉。压法可分为单掌压法、双拳压法、双掌压法、驼鞍式压法等。

压法适用于腰背四肢及臀部，具有疏通经络、活血止痛、舒展肌筋、解痉止痛等作用，可治疗腰背酸胀沉紧、腰椎间盘突出、梨状肌综合征、腓肠肌痉挛、岔气等症。

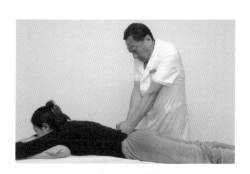

◎ 压法 ◎

11.滚法

施术者以手握拳，用手背部的指掌关节突出部位着力，作用在患部，进行前后不停的旋转滚动，用力要均匀。滚法有单拳滚法、双拳滚法、滚压法、滚揉法。

滚法适用于腰背、臀、四肢等肌肉丰厚部位，具有通经活络、行气活血、缓解疼痛、滑利关节、祛风散寒等作用，可治疗风湿酸痛、肢体

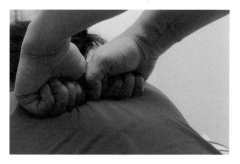

◎ 滚法 ◎

麻木、瘫痪、软组织损伤引起的功能障碍等症。

12.掐法

施术者以拇指尖与中指尖相对，掐住某一脉位（如内四指脉、外四指脉、腓内脉）不动，并逐渐加大用力，使该处有一种酸胀或麻木的感觉。

掐法具有通经活血、祛风散寒、兴奋神经等作用，可防治头昏、头痛、半身不遂、肢体麻木、肌肉酸痛等症。

13.推法

施术者用单手或双手拇指外展，其他四指并拢呈"八"字形分开，平按于患部或脉位处，然后用力向前推开。一般由患肢的上方推向下方。常用推法有腰背顺推法、八字分推法和下肢推法。

推法常用于腰背部及下肢部，具有舒筋活络、舒筋理肌、调和营卫、通络止痛等作用，可治疗腰背疾患及下肢麻木、坐骨神经痛等症。

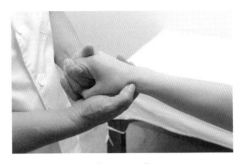

◎ 掐法 ◎

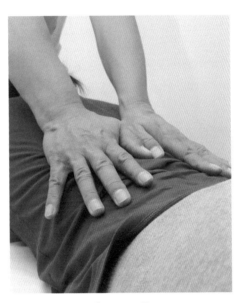

◎ 推法 ◎

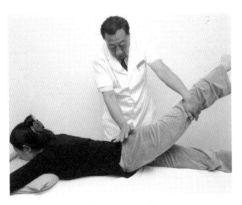

◎ 斜扳法 ◎

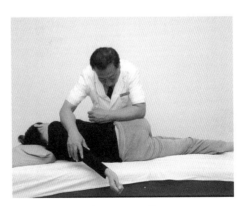

◎ 侧扳法 ◎

14.扳法

扳法，是使脊柱关节在功能活动范围内，沿纵轴方向予以最大限度的被动扭转，起到松动关节、活动筋腱、舒展肌肉的作用。扳法分为侧扳法、斜扳法、扳肩法、扳腿法等。

扳法主要用于脊柱关节，具有通利关节、舒筋活络、捺正肌筋、整复错缝、消炎止痛等作用，可治疗胸椎部扭挫伤、腰椎扭挫伤、腰椎间盘突出、腰椎管狭窄、骶髂关节错位等症。

15.抖法

抖法有两大类，一类是抖动整个患肢，即在患者全身放松的情况下，施术者握住患者的手腕或足踝部，用力牵拉，同时进行抖动，使患肢呈波纹状起伏抖动。可分为上肢牵抖法和下肢牵抖法。另一类是患肢不动，在肌肉放松的情况下，对患肢的肌肉筋腱进行颤抖，可分为颤抖法和抓抖法。

抖法主要适用于四肢，具有滑利关节、松解粘连、放松肌筋、消除疲劳、调理气血等作用，可治疗腰腿痛、肢体麻木、肩周炎、局部粘连、骨质增生等症。

16.抓法

施术者双手拇指张开，其余四指并拢屈曲，与掌根相对；抓住患肢两侧的肌肉，双手交替进行，边抓，边放，边向下移动。对于患肢的脉位处应稍加用力，使患肢有酸、麻感觉。

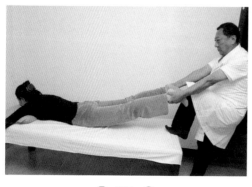

◎ 抖法 ◎

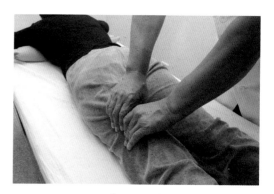

◎ 抓法 ◎

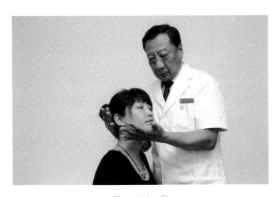

◎ 摇法 ◎

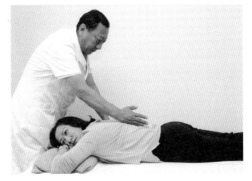

◎ 摆法 ◎

抓法多用于四肢，具有通经活络、调和阴阳、祛风散寒、解痉止痛等作用，可治疗肩背酸痛、四肢酸痛、肌肉麻木、坐骨神经痛等症。

17.摇法

摇即旋转，摇法多用于具有旋转活动功能的各关节，促使其恢复正常的旋转功能。摇法按其作用的部位分为颈部摇法、摇肩法、肩部抡摇法、摇髋法、摇腕法、摇踝法、腰骶滚摇法等。

摇法具有松解粘连、滑利关节、解痉止痛等作用，主要防治颈椎病、落枕、肩周炎、髋关节疼痛、腕关节和踝关节扭挫伤及功能障碍等。

18.摆法

让患者俯卧，施术者右手掌及前臂的尺侧按于背部正中线上，以手腕为轴，手掌进行左右摆动，同时，边摆边向下移动，使患者有一种舒适感。

摆法仅适用于背部，具有通经活络、行气活血等作用，可治疗背部酸胀疼痛、麻木等症。

19.挤法

挤法，又称"合掌挤法"，施术者双手十指交叉，抱于某关节处，进行挤压。

挤法多用于肩、臂、腕、膝、踝等部，具

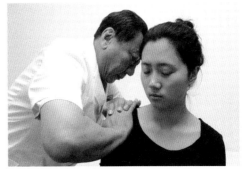

◎ 挤法 ◎

有疏通经络、活血止痛、消肿散结等作用，可防治关节扭挫伤、功能活动障碍等，常用于治疗踝关节扭伤等症。

20.挟法

挟法，是以患者的肢体进行挟持的一种方法，可促使关节、筋腱放松，分为上肢挟法和下肢挟法。

挟法具有松解粘连、理筋整复、纠正错缝等作用，主要防治关节脱臼和其他损伤。

21.引法

引法，又称"引伸法"，即施术者牵拉着患肢，引导其伸展。引法分为前屈引伸法、后背引伸法、抬举引伸法。

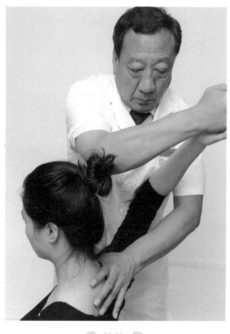

◎ 挟法 ◎

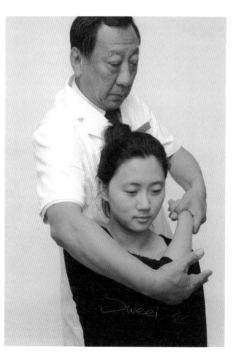

◎ 前屈引伸法 ◎

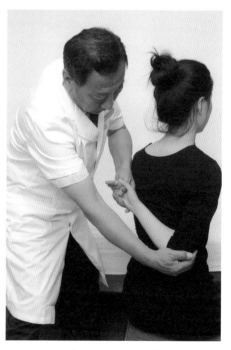

◎ 后背引伸法 ◎

引法多用于上肢肩周病等功能活动受限者松解粘连、活血消肿、通经止痛，能促使肩关节的活动功能恢复。

22.拔法

拔法，又称"拔伸法"。固定肢体或关节的一端，牵拉另一端，借牵拉的力量将挛缩的关节筋腱拉开。拔法可分为肩关节拔伸法、肘关节拔伸法、拔指（趾）法、上肢拔伸法和下肢拔伸法。

拔法多用于四肢，可松解粘连、舒筋通络、纠正错缝，以防治关节的扭伤、挫伤及错位。

23.折法

折法，又称曲折法，是对屈曲关节进行活动的一种手法，多用于肘、膝关节部。折法有折肘法和折膝法。

折法有滑利关节、松解粘连作用，多用于肘、膝部，防治肘、膝关节扭挫伤及活动障碍。

24.打法

打法，即施术者用十指尖或拳头，在患部进行有节奏的叩打或捶击。打法可分为十指叩打法、虚拳拍打法和实拳捶打法。

打法具有行气活血、疏通经络、消肿止痛等作用，适用于肩背、腰骶及下肢，可防治肩背、腰骶部疼痛，下肢麻木等症。

25.颤法

施术者用指端、指腹或单掌，点按住患者某一部位，一压一放，并伴有指端或手掌震动。以手指施术为指颤法，以手掌施术为掌颤法。点按部位多为脉位。施术者应精神集中，发力于臂和

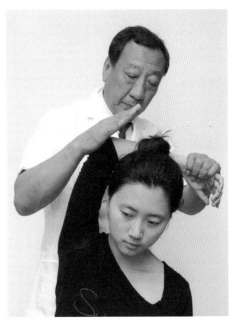

◎ 抬举引伸法 ◎

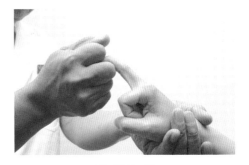

◎ 拔法 ◎

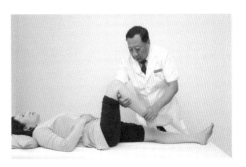

◎ 折法 ◎

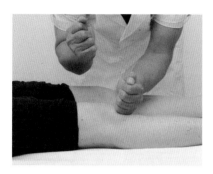

◎ 打法 ◎

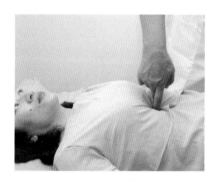

◎ 颤法 ◎

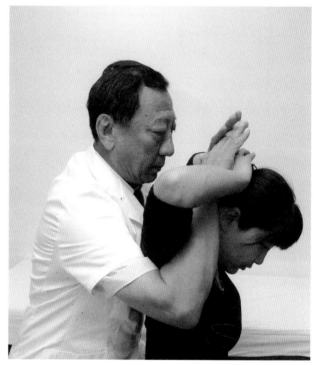

◎ 提法 ◎

手，运气于指或掌，颤法方可发挥效能。

26.提法

　　患者端坐，施术者立于患者身后，让患者双手交叉抱头；施术者双臂由患者腋下绕到前方，抓住患者双臂，用双臂突然发力上提，可听到胸椎复位弹响。用于胸椎小关节错缝复位。此法（胸椎对抗复位法）效果好，不易造成胸壁或肋骨挫伤。

二、捏筋法的注意事项

　　治疗前，施术者应调匀气息、神清气闲，可以活动筋骨，以免治疗时用力不当造成意外损伤。治疗时应气力结合，尽量少与他人攀谈，以免伤气。

　　治疗前，患者应保持安静、放松，例如赶路来者应休息30分钟，汗凉身安方可接受治疗。嘱患者排净大、小便，脱去外衣，松开领带坐在诊察凳上，或松开腰带躺在诊察床上。

施术者应先实施放松手法，再使用治疗手法，手法力度逐渐加重。

对年老体弱者及儿童患者，在施行手法时宜轻；对青壮年、病程长、痹证、痿证患者，手法宜重。

肌肉菲薄处手法宜轻，肌肉肥厚处手法宜重。

促进关节活动功能的手法，应逐渐加大活动范围，不可一次求成，更不可超出该关节的正常活动范围。

葛氏捏筋拍打疗法

第二节

捏筋手法的训练

　　所谓手法，是指捏筋疗法需要用双手进行操作，手法的轻重、力量的大小，都会对医疗效果产生直接的影响。因此，要较好地掌握本疗法，必须经常锻炼基本功，全面提高"手力"。具体而言，要加强对指力、腕力和臂力的锻炼。这方面的锻炼方法有很多，现将经常使用，又能达到练功目的的三种方法介绍如下。

基础力量训练一：拧棒势

　　选用长约30厘米、直径4厘米左右的木棍，在中间1/2处刻削一环状沟。用1米长的绳索，一端系在环状沟内，并使之能够灵活转动，绳的另一端系0.5千克重物。

　　训练时双腿叉开，与肩同宽，挺胸收腹，下颌微收，两腿屈曲半蹲。双臂向前平伸，双手分别握住木棍环状沟的两边，由内向外、由外向内反复拧转各50转。绳系物体的重量可以逐渐增加到3千克。用此势长期坚持锻炼，即可逐渐增强指力、腕力和臂力。

基础力量训练二：指撑势

　　训练时人体端坐于长凳上或比较硬的床边，双手五指分开呈爪形手，以指腹接触凳面（或者床面）支撑，将全身支起。主要用以锻炼指力。锻炼要循序渐进，不可操之过急，避免扭伤手指。

基础力量训练三：穿掌抓空拳

　　穿掌抓空拳古已有之，代代相传，是锻炼指力、腕力和臂力的一种拳术。应用该拳法能使整个上肢肌肉得到充分伸展锻炼，渐趋强韧。动作分解如下：

起势　身体自然直立，两腿叉开，与肩同宽，两脚平行，脚尖微向内收，两臂自然下垂。两手放于大腿外侧，两眼向前平视远方，头正颈直，下颌微向后收，挺胸收腹，精神集中。

蹲裆势　承上势，双腿屈曲平蹲，呈骑马蹲裆势，动作要缓慢用力。两足跟着地，两足尖用力抓地，足心拱起。

握拳势　承上势，双手由大腿外侧，翻转掌心向后，抓空握拳。经外方、后方旋转至双侧少腹下，拳眼向前。

穿掌势　承上势，右拳伸开，呈柳叶掌（五指伸直并拢），掌心向上。然后，右掌及右臂向左上方伸出，穿向左肩前方，同时双眼注视右手掌。

翻掌旋臂势　承上势，右掌由掌心向上，逐渐翻转呈掌心向下。同时，右前臂在平伸情况下，由胸前向右侧平行旋转至外展、平伸位。同时，双眼也随右手掌转动，一直注视右手掌。

抓空还原势　承上势，右掌五指从小指开始顺序屈曲抓空，呈半握拳。然后，向下方旋转，屈肘，由大腿外侧绕过。将右臂回收到右侧少腹下，还原呈握拳势。

然后再换左手做握拳、穿掌、翻掌、旋臂、抓空、还原。左右手及手臂交替进行，反复锻炼50~100次。

锻炼时，整个手臂、手腕、手掌都要用力。精神集中，动作缓慢稳健，刚劲有力，方可达到锻炼目的。

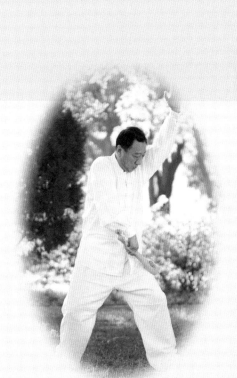

第三章

葛氏捏筋拍打疗法——拍打

葛氏捏筋拍打疗法的另一种主要疗法是拍打疗法，是医生用"拍子"在患者某些特定部位上进行轻重不同而有节奏的拍打，达到治疗某些疾病的一种简单易行、有效的疗法。拍打疗法的原理是通过拍打促使气血畅通、肌肉放松、毛细血管扩张，加速气血循环，从而治疗某些疾病。

第一节

葛氏捏筋拍打疗法的工具

葛氏捏筋拍打疗法中拍打法的施展，需要借助一定的工具。通常会先点揉脉位，再进行拍打，以放松紧张的肌肉，加快周身的血液循环。

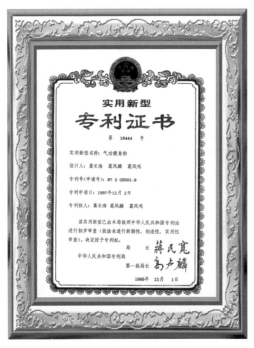

"噼啪噼啪"地拍打看似随意，其实门道很深。根据患者病情的不同，拍打的力度和节奏也不同。总结来说，就是按照"背后三条线"和"四肢四个面"来拍打，以收到疏通经络、治病强身的功效。

葛家祖辈习武时，经常用细长的布袋装上沙子拍打身体，以舒经活络。第四代技艺传承人葛凤麟根据临床经验和现代人追求方便易携带的生活习惯，发明了气功健身拍，并于1988年获得国家专利，于2016年又重新申请了专利。

葛凤麟表示，健身拍并不神秘。据他介绍，拍子里的主要材料

◎ 气功健身拍专利证书 ◎

为钢丝和棉花，然后用橡皮膏捆结实，塞到布袋里。拍子也可以自己做，他以前曾在电视上教大家做拍子，这个视频可以在网上搜到。多年的实践证明葛氏健身拍易于操作掌握，患者还可根据自己的需要对拍子进行塑形，拍子拍打在患处会产生舒适感，效果也比较好。

患者使用健身拍时，可手握拍子下三分之一处，用腕力进行拍打。拍打的顺序和力度参见葛凤麟自创的拍打歌诀（见第49页）。

第二节

葛氏捏筋拍打疗法的临床技巧

一、拍打的力度

拍打力度的轻重。拍打时，力度应根据患者的体质强弱、年龄大小、初诊还是复诊、具体部位等情况而定。拍打的强度由弱到强，大致可分为轻拍、中拍和重拍三种。轻拍是指拍打时用力比较轻，多用于年老体弱者、儿童以及初诊的患者，或肌肉比较薄弱的部位，如关节部或重要脏器部位。中拍是指拍打时用力介于轻拍和重拍之间，即用中等力度进行拍打，这是比较常用的，也是一般患者和大部分部位都适用的一种拍打强度。重拍则是拍打时用力比较重，此时已不仅只是应用腕力了，还要应用前臂的力量进行拍打，这种力度多用于身体比较强壮、病情比较顽固的复诊患者，或拍打肩部、臀部等肌肉厚实处。一般对患者拍打时，开始手法都要轻柔，随着拍打进程逐渐加重，到结束拍打前，才可于某些重点脉位进行重拍。

拍打手法的虚实。拍打手法又分为虚打法和实打法。虚打法即"打皮不打肉"。拍打的用力只涉及表皮，而不深达。拍打时，拍子触及皮肤即抽回。与轻打法不同，此手法多用于胸部、四肢关节处等肌肉较薄的地方。实打法即"打肉不打皮"，即用力拍打使其作用深达肌肉深层。此种手法较前一种手法实一些，拍子打下去至抽回时间较前一种手法为迟，但与重打法不同。此种手法多用于肌肉肥厚处。

二、拍打的手法

拍打的节奏。拍打并不是无序的，而是要有一定的节奏。拍打的节奏有"七星拍子""四一四""三六九"等方法。一般常用的是"四一四"拍，即连打四拍后，打一拍，再连打四拍。有节奏地进行拍打，既可省力，听着又较顺耳，也可使患者有一种舒适感。究竟哪种节奏更为适宜，节奏与治疗效果有着多大的关系，有待今后进一步探讨。

持拍的姿势。进行拍打时，要注意持拍的姿势。施术者一手握于拍柄的下三分之一处。手握拍子不宜过紧，也不要过松，过紧容易劳累，过松则不便于拍打。拍打时主要是用腕力进行弹打，而不是用臂力，前臂只起支撑手腕上下移动的作用。

拍打的顺序。拍打时要讲究循序渐进。一般是先拍打背部正中线，再拍打夹脊两旁的侧线，然后拍打上肢，最后拍打下肢。总体上从近端拍向远端。双侧患病先拍打左侧，再拍打右侧。具体到某个肢体应先拍打前侧面，再拍打后侧面；先拍打内侧面，再拍打外侧面；每一侧面反复拍打3~5遍，并在该侧面的脉位上重点拍打3~5下。切记：一般只可顺打，不要逆打。

为了便于学生记诵和学习，葛凤麟将拍打顺序的要点编成了歌诀：

拍打按顺序，先拍背和腰。

继把肩臂拍，再拍腿和脚。

拍左再拍右，前后内外标。

由上打至下，近端向末梢。

反复三五遍，脉位重点敲。

由轻渐加重，区分老中少。

拍打功效奇，不可忽视掉。

三、拍打的部位

拍打疗法是医生用拍子在患者的某些特定部位上进行轻重不同而有节奏的拍打，作用在人体皮肤、肌肉、筋腱上，拍打顺序按一定路线循行，部位比较宽广，因而拍打部位一般称为面和线，如背后3条线、上肢内侧面等。拍打疗法的部位可划分为躯干部、上肢部和下肢部。躯干包括背部、腰部和骶部；四肢部按其脉位的分布情况，又可分为内、外、前、后4个面。

躯干部主要为背后3条线：

腰背正中线。从第七颈椎起，至尾骶骨处止。

腰背左右侧线。从背后两肩胛部起，沿脊柱两侧，斜向骶部。

上肢部主要为上肢4个面：

上肢前侧面。从上肢前侧抬举脉起，沿上肢前侧面至手拇指侧止。

上肢后侧面。从肩后侧肩贞脉起，沿上肢后侧面至手小指侧止。

上肢内侧面。从腋窝血海根脉处起，沿上肢内侧至手掌中指尖。

上肢外侧面。从肩峰处的肩头脉起，沿上肢外侧至手背中指尖。

下肢部主要为下肢4个面：

下肢前侧面。自止尿脉起，沿下肢前侧面至足尖。

下肢后侧面。自臀侧脉起，沿下肢后侧至足底处止。

下肢内侧面。在大腿内侧，自股根会阴处起，沿下肢内侧面至内踝，再沿足内侧面至脚拇指尖。

下肢外侧面。在大腿外侧面，起自髂嵴，沿下肢外侧面至外踝尖再沿足外侧至脚小指尖。

四、拍打法的体位

为保证治疗效果，在施行拍打疗法时，常采取以下几种体位。

直立位。让患者直立，两腿叉开，与肩同宽，双臂交叉于背后或盘肘抱于胸前。主要在拍打下肢时使用。

扶立位。患者双手扶于扶手，站立，两腿伸直与肩同宽，上身略向前倾，头颅挺直。主要在拍打背部及下肢后侧面时使用，适用于身体较弱者。

弓箭位。患者一侧下肢屈曲迈出，小腿与地面垂直；另一侧下肢挺直呈弓步；两手扶于前膝上；上身略向前倾，头颈挺直与背齐。此体位常用于拍打背部及下肢后侧。拍打左腿时，右腿在前。拍打右腿时，左腿在前。本法适用于身体较强壮者。

坐位。患者端坐于椅子上，头项挺直端正，两腿自然下垂，两足着地。此体位用于拍打上肢。拍打时施术者将所要拍打的上肢提起至所需体位。

俯卧位。患者俯卧于治疗床上，胸前方垫枕，两手及上肢置于头两侧及前方，下肢伸直足尖向外。此体位多用于拍打背后及下肢后侧面。

侧卧位。患者侧卧于治疗床上，上肢屈曲放于胸前，被拍打的下肢伸直，另一下肢屈曲。此体位常用于拍打下肢外侧面。

仰卧位。患者仰卧于治疗床上，两上肢放于体侧，两下肢伸直。此体位常用于拍打下肢前面。

五、拍打疗法的禁忌

还有一些拍打疗法的禁忌需要谨记。疮、疖、痈、疽、红肿、胀痛者不打，全身发热或有急性传染病者不打，急性炎症者不打，心脏病患者、心悸严重者不打，心力衰竭者不打，癫痫发作者不打，结核肿瘤者不打，有各种出血性疾患者不打，妇女妊娠者不打。

六、拍打疗法的疗效和适用症状

拍打疗法的疗效确切，适应证广泛。主要应用于颈椎病、腰椎病、关节疼痛等骨科病症，同时还可广泛应用于内、外、妇、儿各科疾病的预防与治疗。如：通过拍打能增强胰岛功能，缓解由糖尿病引起的末梢循环不好等症状；治疗股外侧皮神经炎；缓解由颈椎病、腰椎间盘突出等疾病引起的肢体麻木、肌肉萎缩等症状；瘫痪及脑血栓后遗症患者必不可少的康复治疗方法；手法治疗后必不可少的放松方法；等等。

葛氏捏筋拍打疗法条件要求不高，方便易学，易于开展，在家中也可以自己尝试，适合于日常养生保健。即使没有葛式的气功健身拍，也可以用手重点拍打腋窝、肘窝、手心、腘窝以及足心等部位，每天坚持拍打，也可以起到保健的作用。

第三节

葛氏捏筋拍打疗法的训练

拍打疗法的核心当然在于拍打。跟平时拍肩拍背的简单放松手法不同的是，要想通过拍打达到治疗的目的，有一套从内到外需要熟练掌握的"功法"。拍打疗法的训练是医者掌握拍打疗法的关键，通过锻炼施术者手腕的弹打能力，逐渐掌握拍打方法，为治疗疾病打下基础。对健康的人来说，它也可以作为一种健身拳术来进行锻炼，使身体更加健壮，增强防病能力。

拍打疗法的训练是由《易筋经》中的打功姿势演进而来的。葛氏疗法的武功基础在前人的基础上，总结为拍打十三势。进行锻炼时，需要时时注意四个方面的要求。一是范围，除头部和会阴部外，全身各部分为四面，应面面俱到。二是顺序，由近端至远端，自上而下，先左后右。三是轻重密度，开始宜轻，逐渐加重，密密拍打不宜遗漏。四是间歇，每一节前后宜有间歇。

一、汲取传统武术精义

葛氏后人经过多年的实践及研究，汲取传统武术精义，创立了葛氏"捏筋""拍打""正骨"疗法。

1.捏筋

捏筋源自《易筋经》揉法。"捏"并非单指"捏"这一个动作，而是葛氏24个手法的统称（现已增加为26个手法）。"筋"并非单指肌腱，而是肌肉、神经、血管等软组织结构。故葛氏疗法的"脉位"相似却不同于针灸穴位。穴位在针刺时是一个小范围，而脉位可能是一个点（肌腱附着点），也可能是一条线（神经、血管）或者一个面（腱膜）。

2.拍打

拍打由《易筋经》中的打功而来，《医宗金鉴》中也有"振梃"的说法："盖受伤之处，气血凝结，疼痛肿硬，用此梃微微振击其上下四旁，使气血流通，得以四散，则疼痛渐减，肿硬渐消也。"（梃，就是棍棒。振梃就是用棍棒敲击拍打）拍打的作用就是活气血，通经络。在外力的震动传导和渗透下，使各组织和脏器的活力被激发，促进神经中枢的调节作用，加快血液循环、淋巴循环和器官组织之间的代谢过程，并有助于疏通新陈代谢所产生的废物及血液和组织液循环所遇到的流通障碍，达到治病和养生的目的。

3.正骨

纠正身体错误的解剖位。正骨涵盖了骨折手法整复、关节脱位手法复位以及小关节紊乱（如骨错缝）的整复。

4.熏洗

源自《少林拳术精义》中的药功。用药水烫洗，使血脉滋润，肌肤舒畅，其药力可和气血、坚皮肤。洗药经葛氏后人改良之后可以起到疏通经络、祛湿散寒、调理脏腑、通利关节等作用。局部烫洗、艾灸熏蒸也可配合捏筋手法治疗疾病。

5.敷贴

葛氏秘传膏方外敷，可起到行气活血、消肿祛瘀等作用。

二、强身功法配合

1.吐纳

洗髓功吐纳是练息的最高境界，对于身体的修养非常有益。吐纳能迅速让身体进入有氧运动状态，且对增强心肺功能、调节脏腑、排出体内垃圾毒素、强化神经系统等均有促进作用。其神奇之处在于虽大汗淋漓但脉搏、心跳与平时一样。三五分钟吐纳练习可远超常规跑步半小时以上的健身效果。

2.拉伸

2500多年前《黄帝内经》明确记载：骨正筋柔，气血以流。筋长一

葛氏捏筋拍打疗法

寸寿延十年。从某种程度上讲，人从生到死的过程，就是由软变硬的过程。婴儿气血最柔，长大后气血逐渐不畅，身体开始变硬，人死则彻底变沉变僵。"筋壮则强，筋和则康。"通过拉筋，可疏通筋络，加强气血循环，从而改善各种急性、慢性病症。

3.打坐

闭目盘膝而坐，调整气息出入，手放在一定位置上，不想任何事情。身清静即心清静，心清净即身清净，身心不二。打坐时，双腿血流受到影响，全身血液多集中在上半身，而此时心脏又在加大供血能力，因此五脏六腑会得到大量供血，改善脏腑功能。

4.动静功

十段静功，运入骨髓；十八段动功，运充皮肉。配合"练手余功""神勇八段锦"，拍打坚其外，丸药助其内，洗药刚其肌肤。一年通督任，外易筋膜；二年实骨髓，外易皮肉；三年内外合一，而成"金刚之体"。

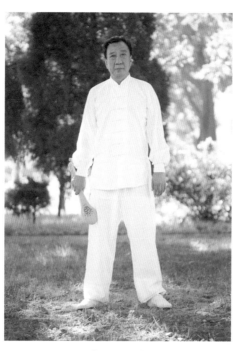

◎ 起势 ◎

三、拍打十三势

1.起势

练习时身体自然直立，两腿叉开，与肩同宽。右手持拍子，两臂自然下垂，两眼注视前方，头正颈直，下颌微收，挺胸收腹，精神集中。

2.冲天炮第一势

左腿向左侧跨出半步屈曲，右腿挺直。同时身体略向左转呈弓步，左手握拳由季胁（指将腹腔进行九分法划分后左右上腹部）下绕过，屈肘上举，拳眼向头部。

3.冲天炮第二势

承上势，吞气一口，右手持拍，按上肢内侧面拍打部位，自左腋窝处密密顺序拍打至左手掌中指尖（拍打至手时拳即张开成掌形，以下各势同样如此）。对上肢内侧面的脉位处要进行重点拍打，两眼一直注视拍打处。

4.穿心炮势

承上势，左拳放开，由耳后绕过；再握拳，向左，手伸挺直，拳背朝上，拳眼向前；吞气一口，右手持拍，按上肢外侧面的拍打部位，自左肩部顺序拍打至左手背中指尖。对上肢外侧脉位要进行重点拍打。

5.雕手势

承上势，左拳放开，由耳后绕过，微屈肘伸向后下方，做雕手（雕手即手腕强屈，前臂旋后，五指尖聚拢到一起，朝后上方）。吞气一口，右手持

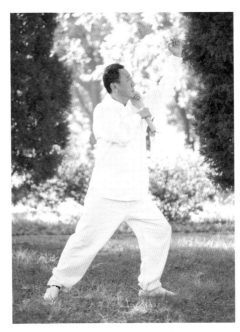

◎ 冲天炮第一势 ◎

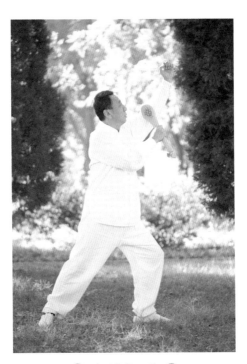

◎ 冲天炮第二势 ◎

拍，按上肢后侧面的拍打部位，自左肩胛部顺序密密拍打至左手小指侧止。

6.小冲天炮势

承上势，左手前臂旋前，同时上举，向左上方变雕手为握拳，拳眼向头部，势如冲天炮，但手比冲天炮势稍低。吞气一口，右手持拍，按上肢前侧面拍打部位，由前肩腋缝起，顺序拍打至左手拇指侧止。

7.扛鼎势

承上势，左拳放开，由季胁下，从后向前上绕过，握拳上举，五指伸直，掌心向前。吞气一口，仰面注视上举之手，右手持拍，按躯干及下肢前侧的拍打部位，自左胁下起顺序密密拍打至小腹左侧，从左腿前面，到左足背及足中趾尖处止。

8.盘肘势

承上势，左手由耳后绕下，屈肘握拳平于胸前，拳眼向着心窝，拳背朝上。吞气一口，肘微抬起，右手持拍，按躯干及下肢拍打部位的外

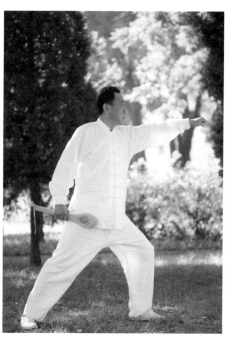

◎ 穿心炮势 ◎

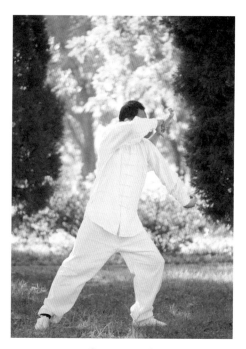

◎ 雕手势 ◎

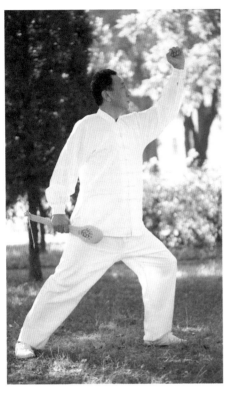 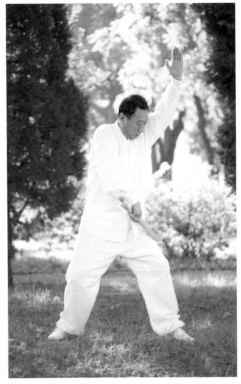

◎ 小冲天炮势 ◎ 　　　　　　　　 ◎ 扛鼎势 ◎

侧，从左腋窝部起，斜打至左腰、左腿外侧及外踝，至足小趾处止。

9.雕手扶膝势

　　承上势，左拳放开，由耳后绕过，做雕手，按于左膝上。吞气一口，右手持拍，按躯干及下肢内侧面的拍打顺序，自歧骨（两骨末端互相交合的部分，状如分支）左下方肋腹际，横打至右侧肋腹际，并依次下移至腹部脐下三寸处。

10.落地雷势

　　承上势，变成右腿屈曲，左腿挺直，左手持拍，右手掩护阴部，从小腹左侧打起，经左腿内侧拍打至内踝及足大趾尖处。

11.扶膝第一势

　　承上势，换成左腿屈曲、右腿挺直的弓箭步，双手持拍，按于膝上。

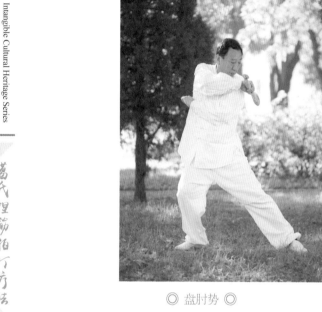

◎ 盘肘势 ◎

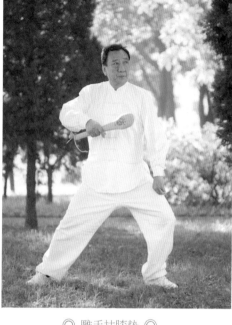

◎ 雕手扶膝势 ◎

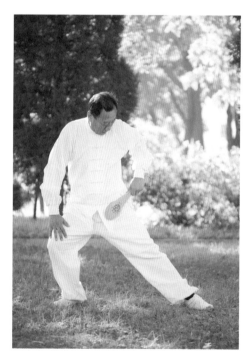

◎ 落地雷势 ◎

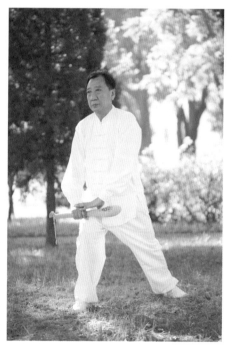

◎ 扶膝第一势 ◎

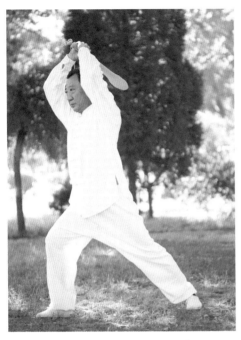

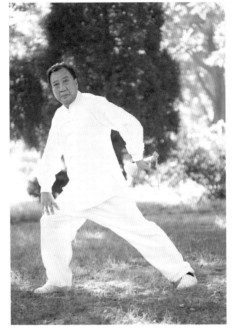

◎ 扶膝第二势（冒顶势）◎　　　　　　　　◎ 扶膝第三势 ◎

12.扶膝第二势（冒顶势）

　　承上势，吞气一口，双手握拍，由头顶上绕过，冒顶拍打脊背左侧 20下，并尽量由颈肩部往下方拍打。

13.扶膝第三势

　　由上势变成右腿屈曲，左腿挺直；右手虎口按于右膝上，拇指向后，其余四指向前，左手持拍；反手拍打左侧脊背由上而下至左侧腰部；翻转手腕，顺拍左臀及左腿后侧面至足跟止。

　　需要注意的是，上述十三势，仅为左侧半身的拍打练习法，左侧半身练完后，再继续拍打右侧半身，方法相同，但姿势均应转换成右侧位。如冲天炮势转换为右腿屈曲，左腿挺直，左手持拍，右手由胁下一绕，握拳上举曲肘，吞气一口等，以下各势依次类推。

　　练功是进行拍打疗法的基础和前提。在此之上，还要掌握拍打过程中的轻重、虚实、节奏等细节，应根据患者不同情况一一应用。

第 四 章

葛氏捏筋拍打疗法的传承

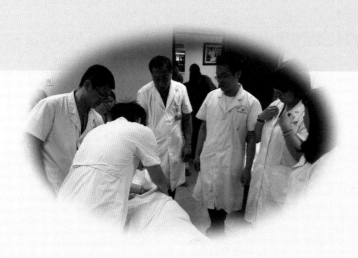

2011年，葛氏捏筋拍打疗法列入国家级非物质文化遗产名录的当天，葛凤麟就带上自己和父亲合著的《捏筋拍打正骨学》，来到爷爷墓前，激动万分地汇报这一喜讯。他对爷爷说，祖辈的创制在自己这一辈能被国家认可，是他一生中最值得骄傲的事情，有了国家和大众的肯定，葛氏疗法一定会世代延续下去，发扬光大，造福百姓。

第一节

江湖上医武结合悬壶济世

疗法第一代创始人葛献宝身习武术，兼通医术，在参研武学、医学经典的同时，结合自身的经验和心得，草创一套捏筋拍打的理论与手法，并且应用于临床实践。第二代传人葛占鳌沿袭祖训，仍坚持为广大民众去疾祛病，使疗法得以传承。第三代传人葛长海通过努力探索，不断创新，使得该疗法在理论和手法上都更加趋于完善，在中医骨伤界逐渐自成一派。第四代传人葛凤麟1955年生于锦州，自幼随父葛长海学习家传捏筋拍打正骨疗法，已在中医骨科领域工作达40多年。而今，葛氏疗法已经传承到第五代，代表性传承人是葛凤麟的儿子葛少侠。

一、祖籍蓬莱

葛氏家族祖籍山东省蓬莱市。这个地方自古以来人杰地灵，也曾是晚清御医张伯龙的故里。

葛氏疗法的创立和传承，一定程度上是从中国民间医学和武术中发展出来的。回顾中国近代历史，中国人民曾饱受外国列强之欺侮。伴随着反抗斗争和传承光大国术的需要，习练武术成为一种风气，涌现出了一批爱国的武术大家，而武术与正骨手法之间又有着极为密切的关系。

武术家所练拳法多为外家拳，刚猛强劲，极易受伤。故而，武术家在练武交手的实战中，也总结出了一整套中医骨伤科学的诊疗方法，二者互为因果，互为促进。一方面，武术活动中的受伤，为中医骨伤科学的发展创新提供了大量临床契机，比如金疮药、续命丹、接骨膏等一系列伤科药品的发明；另一方面，中医药的一些保健治疗方法，也为武术家的日常锻炼和受伤后机体的恢复提供了保障，比如练功后的药浴与针灸按摩，就可以舒筋活血、解除疲劳、消除炎症，从而增加功力，等等。

因此从这个意义上来说，武术与中医伤科的关联甚大。在中医界，捏筋正骨这些外科大夫多是习武之人。这些人受伤了，自己治疗，所以捏筋正骨方法多掌握在民间这些练武之人手里。

二、一代起于民间

中国传统医学自古就讲究师承关系，发展到明代，出现了众多医学世家。明代民间医学教育主要采用家传或师徒传授的形式，医学之家中世代业医者甚多，他们或父子相继，或翁婿相传，这样的传承形式有利于医学专门化。不少世代医家将自己的经验编写成简易实用的医学读物，作为教材以教授子弟，一部著作常是父作子继，连绵续世，始克完成。这样形成的著作大都有专门性、独特性和权威性的特征，切于实用，得到公认。

葛氏捏筋拍打疗法也是这样，经第一代创始人之后，五代相传，延续至今。它受到传统文化和思维方式的强烈影响，通过葛氏家族内部父子相承的方式，在长期经验积累中慢慢摸索出规律，既有对经典中医学理论思维结构的继承和深化，也有对临床经验的新的概括，逐渐形成了具有独特理论体系的医学治疗方法。

葛氏家族自清末开始以习武行医为业，一直延续至今。明清时期，官府对中医推拿并不重视，使推拿术一直处于发展的低谷阶段，并曾一度被视为"雕虫小技""医家小道"，迫使推拿术只能在民间寻求发展空间。同时，明清以来，习武之风在民间渐渐兴起，发展出很多不同的流派。葛氏捏筋拍打疗法的第一代创始人葛献宝本是习武之人，也精

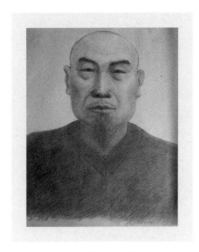

◎ 葛献宝 ◎

通医术。他一方面继承中国古代传统的中医理论，另一方面不断总结自身诊疗经验与修习心得，融中国传统武术功法进来，钻研出一套捏筋拍打的理论与手法。此法成为葛氏疗法的基础理论和基本手法，主要运用在临床实践与养生保健上。

第四代传人葛凤麟回忆起葛氏捏筋拍打疗法的起源时，曾这样说道："过去习武之人常有打斗造成的损伤，久病自成良医，很多习武者就自己摸索出一些治疗筋骨损伤的药物或方法。"清末民初，葛凤麟的太爷爷葛献宝，自小同乡亲们一块儿习武，强身健体，精通少林拳、太极拳等拳法。但是习武之人也极容易受伤，出现筋骨断裂、错位等问题，在生活条件并不宽裕的情况下，练武者自己摸索着进行正骨治疗也是常有的事情，所以这些习武之家大都会些医术。葛氏家族中也有一套祖传的正骨方法，对于骨伤、扭伤疗效显著。

后来，葛献宝将对武术的痴迷转移到对葛氏正骨疗法的探索上。他系统地总结自家祖传的正骨方法，在拳术的基础上，结合家族行医的经验，从《易筋经》中吸取精义，钻研出一套捏筋拍打理论和手法，通过揉捏拍打治疗各种疾病，用于为乡亲们疗伤健体治病，人们便称此法为"葛氏捏筋拍打疗法"。

三、二代定居锦州

清末民初社会动荡，许多人开始了背井离乡的生活，大批山东人不得已开始到关外谋生，兴起了"闯关东"的浪潮。面对这一形势，葛凤麟的爷爷葛占鳌决定带着弟弟到关外闯荡以求生存。起始，葛占鳌凭借自己一身武术功底，什么苦活儿、累活儿都去干，平时还能帮助一起干活儿的伙计们放松筋骨、活动身体。那时候，人们的生活水平很低，温饱问题都难以解决，即便受伤，也根本负担不起去医馆看病的费用。

这时候，葛占鳌就会给受伤的工友们捏筋正骨，治疗外伤或者活血化瘀。他对人体的骨架、器官、经脉非常熟悉，常常手到病除，帮助了很多人。

随着国内形势的变化，葛占鳌又来到沈阳，并在这里结婚成家。葛凤麟的父亲葛长海就出生在这里。在那个年代，战争和动乱频繁，葛占鳌一家也经历了颠沛流离的生活，但是一直没有变的是他们对葛氏家族武术和医术的传承。1947年，葛占鳌一家定居在了辽宁锦州，一起带来的还有葛氏家族独特的捏筋拍打正骨疗法。作为第二代传人，葛占鳌秉承前辈治病救人的根本原则，在维持生计的同时仍坚持为百姓医治。这种融合中医导引按跷之术和武术点穴之法于一体的治疗方法，效果显著，让葛凤麟一家在锦州慢慢有了名气。

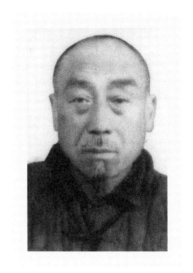

◎ 葛占鳌 ◎

第二节

新社会屡经风雨终获传承

一、大院儿里的捏骨专家

1955年，葛凤麟出生在锦州古塔区的一个大院儿里，在这里他度过了幸福美好的童年时光。在成长的历程中，不知不觉已为未来的中医之路打下了坚实的基础。在那个年代，大院儿里的生活丰富而充实、温暖而幸福。尽管物质上不丰裕，甚至十几户人家共用一个水龙头，洗衣做饭都要排队，可正是在排队时相互打趣儿和礼让的过程中，培养出千金难求的亲密友善的邻里关系。葛氏疗法也在邻里之间相互信任、相互帮助的氛围中，被街坊邻居所接受和认可，并广为传播，美名远扬。

葛凤麟回忆，那时候父亲和叔叔们一边工作，一边传手艺给人看病，街坊邻居都知道大院儿里有个葛氏家族，手到病除。每当有人上门看病的时候，母亲总会在旁边搭把手，并帮忙安抚患者及其家属的情绪，耳濡目染多年，竟也学到了几分精髓，当真是"门里出身，自会三分"。母亲工作的幼儿园里，有小朋友跌打摔伤时，都是她捏骨治愈，久而久之，"会捏骨的老太太"也已名声在外。

二、进京坐诊大医院

葛凤麟的父亲葛长海（1937—2006）是葛式捏筋拍打疗法的第三代传人。他努力探索，不断创新，使得该疗法在理论和手法上都趋于完善，在中医骨伤界自成一派。也正是在葛长海这一代，葛氏家族逐渐从武术世家转向医学世家。

葛长海在父亲葛占鳌的严格要求下，拥有一身过硬的武艺本领。年轻时，他在锦州一家体育场馆教授武术，非常热衷武术，还参加过全国性的武术比赛，拿到了冠军。这一身功夫给他后来从医打下了重要基础。中华人民共和国成立后，葛长海在时任铁道部部长吕正操的推荐下，作为引进人才调入北京，在铁道部北京铁路总医院（北京世纪坛医院前身）中医正骨按摩科担任主任。事情要从20世纪50年代末说起。1958年，吕部长来东北视察铁路工作，在执行公务时不慎扭伤了腰，情况比较严重。当时的锦州铁路局局长跟他推荐说，锦州有一位民间的中医大夫，非常擅长治疗扭伤、捏筋正骨。吕部长是老一辈革命英雄，对传承下来的中医文化自然非常认可。民间医武不分家，他自己从小学习武术，也了解民间的

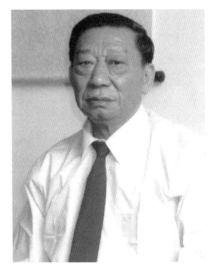

◎ 葛长海 ◎

正骨师傅都是"有几把刷子"的。之后，葛凤麟的父亲葛长海被叫了过来，这样的扭伤对他来说已经是常见的小问题，手到即可病除。葛长海觉得，自己能为革命英雄、首长治疗伤病，已经是葛氏一家莫大的荣耀。没想到，在吕部长的支持和肯定下，他还作为特殊人才被调入北京，进入了正规的大医院，名正言顺地开始给患者看病。

　　当时全国各行业都百废待兴，医学方面更是缺乏人才，中医的生存和传承尤其困难。得益于党和国家的高瞻远瞩，对中国传统文化技艺进行保护和发展，北京铁路总医院中医科室设立。中医骨伤科创建于1958年，葛氏捏筋拍打疗法也作为独特的中医治疗技术被引进公立医院。从此，葛氏家族跟北京铁路总医院结下了不解之缘。20世纪60年代，中医骨伤科在国内首先开创垂直悬吊牵引治疗腰椎间盘突出症，取得较好疗效。1978年，在第一届全国骨科会议上，《垂直牵引加中医手法治疗腰椎间盘突出症》一文，被列为中国骨科三十年成就之一。该论文发表在《中华外科杂志》中文版和《中华医学杂志》英文版上。1980年，《英国皇家医学杂志》全文转载。同年，新华社将这一成果报道出来，播向全世界。1995年，中医正骨科和中医按摩科合并成为中医骨伤科。20世纪90年代，葛凤麟、杨振忠等医生先后多次赴日本、阿曼、俄罗斯、阿联

酋、德国等地讲学。经过葛长海、葛凤麟、葛振宗、李宗民、周国秀、杨振忠、王江华等多位专家的传承发扬，葛氏捏筋拍打疗法得以延续至今，并不断精进。

葛长海努力探索，取各家之长，创造性地总结出一套独特的行之有效的骨折和脱位整复手法。其特点强调了筋骨并治、早起整复、解剖复位、夹板固定、动静结合、早起进行功能锻炼等原则，在临床实践中经常能取得奇效。他将经筋学说应用于实践，并创造性地提出了脉位理论，揉捏拍打人体经筋之气聚集、转输、散布、维络的枢纽之处，起到行气活血、调理脏腑、强身健体、治疗疾病的作用。该法主要应用于颈、腰椎病，关节疼痛等骨科病症，还可广泛应用于内、外、妇、儿各科疾病的治疗与预防。此外，葛氏捏筋拍打疗法治疗条件要求较低，易于开展，且疗效确切，适应证广泛，医疗费用经济，方便易学，也非常适合日常养生保健、强身健体。如今，此疗法已经形成了一套完整的理论和手法，在中医骨伤界自成一派。多年来，葛氏疗法被用于广大患者的治疗、保健，取得满意疗效，在海内外获得良好声誉。1965年，葛长海还曾作为代表，到天安门参加国庆观礼活动。

三、四代传人：父子成同事

（一）苦练"家法"

葛凤麟作为第四代传人，自小就跟着父亲和叔叔们一起练拳习武、强身健体，观摩他们行医用药，相互拍打，切磋技艺，虽未曾想过要把这拍打的手艺当成事业，但是手法和功夫已经像每日吃饭睡觉一样，成为他生活的一部分。

不久，葛凤麟父亲被招到北京铁路总医院工作，母亲要照顾年迈的奶奶，和一家子人留守锦州。父亲平时虽不在身边督促，但是葛凤麟手上的功夫练习并没有落下。每逢学校放假，葛凤麟都会从东北老家坐火车到北京来看望父亲，并借此机会，在办公室中观看父亲给患者治疗，模仿父亲的手法练习基本功。在这样的家学环境中，葛凤麟的捏拿手艺也日益精进。

得益于这门祖传的手艺，葛凤麟上中学时意外得到了去西安一家医院工作的机会。为此，在出发前的3个月，父亲葛长海对他进行了"突击训练"。父亲说，这是党和国家对葛氏疗法的重视，是党和国家给葛凤麟的锻炼机会，必须毫不马虎、扎扎实实练到位，担负起使命和责任，不辜负国家的信任。那段时间，葛凤麟几乎天不亮就开始起床练外家功夫，白天跟在父亲身边学习

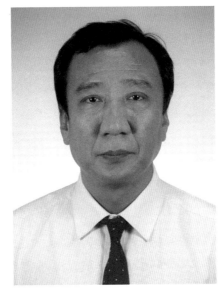

◎ 葛凤麟 ◎

看诊，父亲忙的时候，他就自己练习按摩手法，晚上则苦记脉位和人体结构。他身上经常被父亲贴满了小纸条，用来提醒自己脉位所在。在家学的基础上，葛凤麟上手很快，看诊的准确率也大大提高。1972年，葛凤麟第一次离开母亲和自幼生活的家乡，来到遥远的古城西安，开始了一个人的独立生活。那时，年仅17岁的葛凤麟也没想到，他的人生即将发生重大转折，这段西安的生活经历深刻影响了他后来的职业生涯和奋斗目标。

葛凤麟出道行医之初，外科领域还是西医占据绝对主流地位，中医只算是"个体户""小作坊"，不像现在这样有庞大的医院体系和专家队伍。即使有一身拍打功夫，他还是常常被视为"江湖医生""拍打大夫"，葛氏疗法也因此屡遭怀疑，并不被科班出身的医界同行认可，葛凤麟"放弃中医"的念头时常会有。但一想到从祖父到父亲和叔叔的一腔医者情怀，想到祖父和父亲对自己平时学习的严格细致要求，想到那些闻鸡起舞、起早锻炼的少年时光，他终究舍不得这家传的好东西，决定坚持下来。

为了更好地继承这套家学葛氏疗法，3年后，葛凤麟应征入伍，来

到北京当兵，从而可以回到父亲身边更加系统地学习中医。为了证明自己的能力和中医的效用，为了不被人瞧不起，他下定决心，拼尽全力，刻苦学习，立志要做出个名堂，将祖辈传下来的好东西延续下去。接下来的几年里，葛凤麟白天在部队服兵役，偶尔用家传捏筋法给战友治病，晚上跟父亲学《易筋经》理论和葛氏捏筋拍打正骨手法。他认识到，只有扎实地跟着父亲学好自家本事，才能有底气将中医发扬光大。

（二）提倡中西医结合

转业后，葛凤麟如愿被分配到父亲所在的北京铁路总医院中医骨科工作。同时，为了更好地继承中医这门学问，对比中医和西医的高下长短之处，他又开始自学西医。那时，他的案头时常堆着厚厚的学习资料，天天对着医学教材背词条，研究解剖图，一有空就跟在医院专家的身后虚心学习看片子，边给诊室的医生打下手，边自己总结要点，遇到不懂的地方，就趁休息时间去向主治医生请教。时间久了，大家都知道了葛医生的儿子小葛热衷学习西医，也都被他的刻苦精神和真诚态度所打动，平时也乐意给他多讲讲经验。日积月累地学下来，葛凤麟已经能够自己独立做诊断了。得益于那时打下的基础，后来葛凤麟做个西医外科小手术也不成问题。

我国现代医学的起步相对较晚。得益于我国传统医学中的正骨科历史悠久，在民间广为流传，并有文献资料传世，骨科在我国最先成为外科中的独立分科。葛凤麟从事中医正骨按摩已经40多年，担任北京世纪坛医院中医骨伤科主任以来，骨伤科也在他的带领下扩大了规模，闯出了名气，每天慕名来这里求医的人络绎不绝，很多骨伤科的疑难杂症，在他和弟子的努力下手到病除。

葛凤麟从不墨守成规，勇于开拓进取。1995年，他把中医按摩科和中医骨科整合为中医骨伤科，使葛氏捏筋拍打正骨疗法有了更大的展示舞台。与老一辈比，葛凤麟的眼界更宽阔。他不喜欢传统中医好立门派的作风，立志把葛氏捏筋拍打疗法传授给更多的人，让广大百姓受到实惠——"不开刀、不吃药、少花钱、康复快"，不少人都来找他拜师学艺。他还应邀去日本、新加坡等国讲学，学生遍及海内外，为发扬祖国传统医学做出了突出的贡献。他曾多次举办骨科培训学习班，为全国各地和东南亚地区培养了大批中医骨伤科进修医生，并成立了全国铁路系统骨伤科疾病康复中心。

（三）葛氏疗法集大成

通过葛凤麟及其父亲葛长海两代人的不懈努力，葛氏捏筋拍打疗法在医学理论和临床实践上不断完善和提高，逐渐得到了社会各界的认可和推广。20世纪80年代，中医骨伤科与安徽医科大学合作，通过科学实验手段在国内首次证明中医手法按摩可以改善颈椎病、椎间盘突出患者的症状，使症状消失，从而达到治疗目的。1988年，葛凤麟又出版了《中医正骨手法》一书，为大众普及葛氏疗法。

此外，葛凤麟还结合《医宗金鉴》和《少林拳术精义》发明了葛氏气功健身拍，作为葛氏捏筋拍打疗法的辅助工具。健身拍最早是选用木槌、木杵等木质材料，后来也使用石袋、沙袋或五谷袋等。葛凤麟借助现代材料和工艺，把它改进为钢丝拍子。与之前的拍子相比，这种健身拍制作比较方便，还可以随意塑形，更易于操作掌握，患者使用起来也更加舒服，是对葛氏疗法的又一创新。这项发明已于1988年获得国家专利。通过对大量的工作实践经验的总结，2010年葛凤麟发表《捏筋拍打疗法治疗颈性眩晕》及《葛氏正骨七大原则》两篇文章，受到业界一致好评。2013年出版《中国葛氏捏筋拍打疗法》，受到广大读者好评。他还被新加坡同济研究学院、同善济中医药中心及美国国际医药大学聘为客座教授，多次赴国外讲学，在日本、新加坡、美国等地引起极大反响。

葛氏捏筋拍打疗法是对中医生命与疾病认知的应用与创新发展，是传统中医文化的一块瑰宝。2009年底，葛氏捏筋拍打疗法正式入选北京市级非物质文化遗产名录。2011年5月，葛氏捏筋拍打疗法取得突破性的成绩，成功入选国家级非物质文化遗产名录。

（四）医者仁心

葛凤麟在海内外的良好声誉不仅在于医术，还在于他济世康民的医德。综观古今中医各家，大凡有所建树者，无一不是德艺双馨之医家，他们用言语行动诠释了医乃仁术，用心血汗水彰显了医者仁心。

几年前，有一位来自黑龙江的患者，被多家医院诊断为双侧股骨头坏死，到北京一家股骨头专科医院治疗，住了七八个月院，始终不见起色。后来，他听闻北京世纪坛医院的骨伤科能治这病，就来找葛凤麟。他对葛凤麟说，看病之前自己没有挂拐，得知是股骨头坏死后，挂上了拐，专科医院按照股骨头坏死治疗，用了不少药，花了不少钱，可病就是不见好。葛凤麟看完病历后，得出不同的诊断，确认他并没有患股骨头坏死，用捏筋按摩手法治疗一番就能好。

葛凤麟平日常教导徒弟，"无恒德者，不可以作医"。行医的前提在于责任心，要与病患建立相互信任的关系，不能为一己私利失掉医德，失去患者的信任。病人的病症很多都与心理压力有关，心里的结解开后，病就好了大半，有时候，医生说一句话，患者就会少花很多钱、少受很多罪。有一个从河南来的患者，本身是医务人员，在工作过程中摔了一跤，本院医生会诊说她问题不大，可是她就是感觉疼，走不了路，专门坐轮椅到北京找葛凤麟。葛凤麟看后，虽然也认为她的问题不大，但深知这类患者的心理压力不好排解，于是在治病过程中运用心理暗示疗法，得到其充分的信任后，向她指出病根的所在，传达病能治好的积极信息，使她很快重新站了起来。

当然，扎实过硬的功力和疗效才是获得百姓口碑和赞誉的硬道理。从医几十年里，葛凤麟偏好迎难而上，喜欢看别人看不好的怪病，越是别人治不好的病，他就越有干劲儿，越想钻研，进而攻克了许多医学界难题，解决了许多西医解决不了的案例。 2012年，从西宁来了一个小男孩儿，股骨头坏死四年，被建议马上手术换"头儿"。葛凤麟凭借打小跟着祖辈看病的经验，断定孩子得的是髋关节滑膜炎，而不是股骨头坏死。这个小孩子打闹嬉戏时，表现的症状为一条腿长一条腿短，放在大人身上多被确诊为早期股骨头坏死。中医对此症有着简单有效的治疗方法。确诊为滑膜炎后，葛凤麟给孩子捏了四回骨，孩子便神奇地好了。

也不是每个患者葛凤麟都会建议其接受捏骨治疗。有一位80多岁的老太太来看病，葛凤麟见她病情严重，建议她手术治疗，可是老太太只

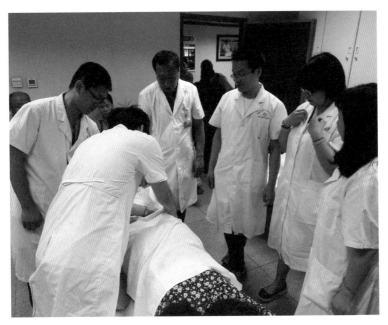

◎ 葛凤麟在给徒弟们授课 ◎

认中医，倔强地坚持保守治疗，拒绝手术。葛凤麟见此，便钻研病历，针对老太太的病情揣摩有效脉位和力道，经过十几次悉心治疗之后，老人终于告别了轮椅，恢复了正常的生活。对于一位面临瘫痪危险的老人来说，葛凤麟的救助使她坚定不移地确信传统中医是祖祖辈辈留下的宝贝。中华医学的精粹需要世代传承下去，这也是葛凤麟最大的愿望。

第三节

五代接力守正创新再提升

众所周知，中医治疗讲究望、闻、问、切，中医的传承和学习更是注重言传身教，口耳相传，手把手教。如何将葛氏捏筋拍打疗法发扬光大，让葛氏家学传承下去，一直是困扰着葛凤麟的问题。葛凤麟心里明白，中医技术讲究口传心授，经验及领悟能力非常重要，重中之重是要培养一个能够真正学到葛氏疗法的精髓并致力于将它发扬创新的接班人。但是随着经济的发展，社会环境的变化，这门费时费力且要求严苛的中医技艺在当下不太容易博得年轻人的青睐。

这时，葛凤麟想到了自己唯一的儿子——葛少侠。

葛少侠童年的回忆里，印象最深的就是在当年北京铁路总医院中医正骨按摩科玩耍时，每天看着出出进进的患者换了一拨又一拨，不变的是那已经深深印在心里的清脆的拍打声。直到现在，他很多师兄弟拍打的节奏都掌握不好，拍打起来不够自然。而拍打对他来说好像是与生俱来的，没有人教他，他在五六岁时就已经拍得相当熟练了，欠缺的只是力量。少年时期的葛少侠并没有想将家传的手艺作为自己今后的工作，那时的他只是将按摩作为一种爱好，没事的时候帮家里的老人做做保健，帮同学"治治"落枕什么的，很多常见的骨伤病他也能从病因到治法说出个一二三。

1998年，葛少侠读高一，正好赶上出国读书的热潮，身边有很多的同学和朋友到海外求学。葛少侠

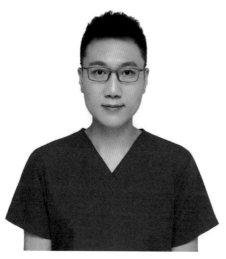

◎ 葛少侠 ◎

的母亲认为家传的手艺虽好，但工作太辛苦，收入也不理想，业余时间学学也就够了，便极力支持他出国深造。葛少侠对自己的理想和未来方向的选择似乎还不明确，认为出国留学也是一个不错的选择，能见到更多的世面，以后能有更多选择。

这时候，这个总是和谐有爱、互相支持的家庭第一次出现了不同的声音。葛凤麟往上祖孙三代都是子承父业，他特别希望儿子可以像他一样继承这项技艺，毕竟中医的好根基要从小练起，而儿子葛少侠从小就跟在他身边看他给病人治疗，拍打正骨，在这方面有着天然优势，可以说是继承葛氏疗法并将其发扬光大的最佳人选。葛少侠的爷爷则更传统一些，认为葛家的长孙就应该继承他的衣钵。

一番争执后，双方妥协，家人同意葛少侠出国留学，但条件是在出国之前必须对家传的手艺系统学习掌握。于是，在之后的时间里，爷爷将葛氏疗法的精华部分给孙儿一一细致地做讲解，从脉位、手法到对各种病的治法都倾囊相授。由于那时葛少侠还没有系统学过医学，这些理论对于当时的他来说，尚不能完全理解。像脉位的取法，因为没有学过解剖学，他也只能将大概的位置记下。但那时的训练仍在他的脑海里烙下了深深的印记。

在新加坡留学期间，葛少侠住在葛长海的一个新加坡弟子家，这位师叔本来从事的职业是中医内科，自从跟葛长海拜师学习后便基本放弃了内科诊疗，专做手法。他对葛氏手法甚是痴迷，经常和葛少侠一半讲述一半切磋地研究手法及拍打，两人既是叔侄，又是师徒。就这样，葛少侠在留学期间手法也没有懈怠。

葛少侠在新加坡学习的是生物制药工程专业。毕业后，葛少侠找到了一份满意的工作，并顺利拿到了新加坡永久居住权。按照一般留学生的情况，他可以顺理成章地申请作为新加坡公民买房结婚，将父母接过去养老过日子，但这条道路在葛凤麟的家似乎行不通。

作为葛式捏筋拍打疗法的第四代传人，葛凤麟不能看着祖传的中医手艺断送在自己手上，彼时，葛少侠的同辈里没有更合适的人选，只有一位侄子从医但做了肿瘤科大夫。葛凤麟愁得几乎夜夜睡不着觉。一边是跟着儿子去养老、享受天伦之乐，一边是让儿子放弃已有的稳定生活，从头开始，继承祖传手艺，葛凤麟陷入两难选择。

葛少侠每次给家里打电话，母亲都说希望他能回来工作，父亲嘴上不说，但也多次给他推荐国内的工作机会。在家庭的感染下，葛少侠也开始有了些思乡的情绪，孝顺的他接受了父母的提议。国外的生活再优越，毕竟还是没有归属感。就这样，他在新加坡多年的学习、工作和生活画上了一个句号。

起初，葛少侠回国主要是为了陪伴父母左右。因此一开始，他并没有进入医学行业，而是在事业单位找了份工作。但是，困惑他多年的问题一直没有找到答案，葛少侠依旧在思考，自己人生的理想是什么，前进的方向又在哪里。

2011年5月，葛氏捏筋拍打疗法正式被批准为国家级非物质文化遗产。父亲葛凤麟感觉肩上的担子越来越重了，而自己年龄已经大了，且即将退休，如果自己的儿子都不能继承家传的手艺，如何能够说服更多的人来将这项技艺传承下去？最终，将中医手法传承下去的使命感战胜了一切，他毅然决然地跟儿子葛少侠谈了一次话，而此时儿子的想法也是一样的。

葛少侠也慢慢发现，从事自家的行业才是他真正想要做的事。"每次帮患者解除病痛之后，都会得到一句肯定的话，我觉得那才是我的动力源泉。"葛少侠回忆往事时说道。

有了儿子的支持，葛凤麟心里既感动又欣慰，睡觉也踏实了许多。但是，儿子不是医学专业出身，一切还是得从头学起。葛凤麟知道，儿子这条"师承"的道路还很漫长，要坚持走下去，把葛式捏筋拍打疗法以技艺和文化的形式传承下去，今后的路还很艰辛。

2012年，葛氏疗法第一次登上了北京卫视《养生堂》栏目。此时，葛少侠也回到了医院，回到了父亲身边。为了考取中医执业医师资格（只有本科中医临床专业才能考），他拜师北京世纪坛医院中医科主任、博士生导师冯兴中教授，开始了长达3年的传统医学师承学习，并成功通过了出师考核。功夫不负有心人，2016年，葛少侠完成了北京中医药大学的中医学成人教育，并于第二年通过了中医执业医师资格考试。

随父临床学习期间，葛少侠除了不断钻研自家手法外，还在空余时间去医院的各个科室学习，在针灸科学习针灸，去放射科学习各类骨伤的读片。父亲2012年之后所用的课件全部都是由他编辑整理。2013年，葛少侠随父赴美讲课，除了作为父亲的生活翻译外，他还完成了同传的工作，得到了美国国际医药大学的认可。2014年之后，他已经可以替父亲出席一些葛氏疗法的讲座。2016年至今，他每年两次出席非洲英语国家医务人员中医适宜技术培训班，全程英文授课，为非洲的同学们讲解葛氏捏筋拍打疗法。他在父亲的指导下撰写的葛氏捏筋拍打疗法的研究文章，更被核心期刊《国际中医中药杂志》收录。

如今，在医院的时候，葛少侠90%以上的时间都在用手法治疗颈椎病、腰椎病、膝骨关节病等骨伤类疾病，而此时的拍打是以放松为主、辅助治疗为辅。为了更好体现拍打特色疗法的功效，他利用半年的时间专门针对高血压患者进行拍打降压的测试。

每周一、三、五的上午，葛少侠会对提前报名的高血压患者进行全身拍打。拍打时间为每人20分钟，拍打前后5分钟由护士为患者测量血压并进行记录。对高血压患者的拍打治疗，主要是通过物理刺激血管壁使其扩张、恢复弹性，从而达到降压的目的，因此特别注重对末梢血管的拍打，重点在背后3条线、腘窝、腋窝、肘窝、手心、脚心。90%的患者的血压在首次拍打后便有5~10毫米汞柱的下降，少数患者血压在首次拍打后无明显变化。拍打进行一个月后，患者血压基本能够有所下降，但总体血压（一段时间之内）无明显变化。70%的患者因高血压所引起的头晕、头痛、心悸、失眠等症状明显缓解。少数患者无明显改善，其中，部分无明显症状的轻度高血压患者感觉精力充沛。半年后，70%的患者血压有平稳下降。几乎所有参与拍打降压的患者，其高血压所引起的不适均有不同程度好转，部分患者已经将降压药的剂量减少。为了保证数据的准确性，半年的时间里，所有患者都由葛少侠一人负责拍打，时间差都在20秒以内。由于时间有限，每个患者之间的休息不超过30

秒。起初气温尚低，室内还算凉爽，逐渐进入夏天后，一上午的拍打总是让他全身湿透。经常都是患者递给他纸巾，或帮他拭去脸上的汗水。不过，半年的收获很大，收集的数据能够清楚反映出拍打降压对于高血压的有效辅助治疗。且所有患者都对拍打疗法赞不绝口，真正体会到了拍打疗法的神奇之处。

打破门户藩篱行中医正道

葛氏捏筋拍打疗法从第四代传人开始，打破了家族100多年来"只传长子长孙"的陈规旧约，葛凤麟弟弟葛凤山就跟着哥哥一起钻研学习葛氏捏筋拍打疗法。葛凤山生于1965年，中医师，同是国家级非物质文化遗产葛氏捏筋拍打疗法第四代传人，也是人民网"健康专栏"特邀嘉宾。葛凤山自幼和哥哥葛凤麟一起随父葛长海学习家传手艺，1984年来到北京铁路总医院中医正骨按摩科工作至今，临床经验极为丰富，为撰写《捏筋拍打正骨学》《中医正骨手法》《中国葛氏捏筋拍打疗法》《葛大夫教你捏筋拍打一身轻》等图书提供了大量的临床依据和素材。在兄弟两人的齐心努力下，葛氏疗法的理论和实践体系越来越成熟。葛凤山曾常年为广大患者治疗、保健，全身心投入临床工作，加班加点，不辞辛苦，旨在为更多的患者解除病痛，在广大患者中的声誉极高。

为进一步促进国家级非物质文化遗产葛氏捏筋拍打疗法的规范化建设，同时加强中医正骨按摩科的中医临床服务能力，葛凤麟所在的北京世纪坛医院成立了葛氏捏筋拍打疗法工作室，与中医正骨按摩科分别挂号及分诊、诊疗。在大型综合医院的框架下，葛氏疗法也逐渐走上规范化、专业化，与现代医学互学互鉴的道路。

葛凤麟毫不藏私，广开师门，改变了葛氏捏筋拍打疗法过去只在家族内部传承的规矩。除葛少侠这位家族第五代传人外，还有众多与少侠师兄弟同辈相称的门人弟子。

马彦旭，男，53岁，中医骨伤科主任医师，北京推拿学会副主任委员，首都医科大学附属北京中医医院传统疗法科（推拿科）主任。

1988年，他毕业于首都医科大学中医药学院中医系，在首都医科大学附属北京中医医院骨科、传统疗法门诊（推拿科）工作至今。师承于葛凤麟。

马彦旭医生从事中医骨伤科临床诊疗、教学、科研工作30多年。擅长运用中医中药内服外敷，中医传统手法治疗颈肩部疾病、腰椎间盘突出症、腰椎管狭窄症（不宜手术治疗者），尤其针对膝关节肿痛（滑膜炎）治疗有自己独特的诊疗思路。他主持中医骨科颈腰椎病临床工作20多年，发表核心期刊论文十余篇。

葛凤麟认为非物质文化遗产不意味着强迫保留，有价值和有意义的中医技艺，只要给它宽容的成长空间和条件，它就会发光发热、造福人类。荣获奖项的传承人也一样，不是包装就能被认可，而是功夫到了，社会效益大了，自然被老百姓接受，被政府重视。他相信，现在是中医发扬光大的好时机，能让葛氏疗法被老百姓熟知和使用是自己感到最骄傲和自豪的，奖项不是炫耀的资本，而是激励传承人将祖辈的宝贝发扬光大的动力，实实在在给老百姓看病、倾囊相授地把经验传给徒弟才是中医的正路。

正是有这样的理想信念，葛氏疗法的工作室逐渐发展壮大，让这门非物质文化遗产"绝学"传承不绝。在葛凤麟的言传身教下，一代一代优秀的弟子成长起来，并能够独当一面。

第 （五） 章

葛氏捏筋拍打疗法的社会影响

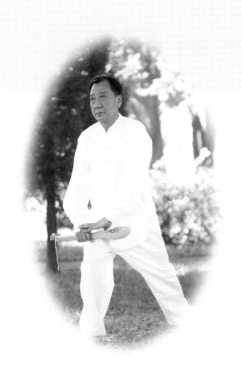

葛凤麟作为葛氏捏筋拍打疗法第四代传承人，现任北京世纪坛医院中医骨伤科主任。他还是中国传统医学手法研究会会员，世界中医药学会联合会中医药传统知识保护研究专业委员会理事，中国民间中医医药研究开发协会葛氏捏筋拍打疗法分会会长。2013年被评为"首都健康卫士"。2014年获得第三届"中华非物质文化遗产传承人薪传奖"，被北京市医管局评为"勤廉之星"，被首届中央人民广播电台评为"京城好医生"，还当选第七届中华全国青年联合会委员，荣获了第四批北京市名老中医等荣誉。2017年，在"敬佑生命·2017荣耀医者"公益评选中，荣获"中华医药贡献奖"。多年来，葛凤麟为众多患者治疗、保健，取得满意疗效，在海内外享有良好声誉。葛凤麟为葛氏捏筋拍打疗法的推广和扬名，为中国传统医学的传承和发展，做出了不可磨灭的贡献。

第一节

图书著作

为了使葛氏捏筋拍打疗法能够更好地传承下去，使这套祖宗传下来的智慧得以保留，1978年，葛凤麟协助父亲葛长海对捏筋拍打正骨疗法进行研究和整理，出版了《捏筋拍打正骨学》。此书之后再版了很多次。《捏筋拍打正骨学》梳理了葛氏捏筋拍打疗法的理论来源，系统介绍了捏筋拍打正骨的方法要求，为葛氏捏筋拍打疗法日后的传承奠定了基础，在中医骨伤界自成一派。《捏筋拍打正骨学》除绪论外，共有7章。分别是：捏筋疗法、拍打疗法、捏筋拍打疗法的临床运用、各科杂病、正骨疗法在骨折诊治中的应用、关节脱位的诊断与综合治疗、典型病案介绍。书中内容理论和实践相结合，既有疗法的专业介绍和学习指导，又有多年来对临床经验的总结。讲解非常细致，仅骨折就总结出20

多种情况，关节脱位也分析了10多种不同部位关节的整复和治疗手法。

2010年，葛凤麟在总结多年临床经验的基础上，发表了《捏筋拍打疗法治疗颈性眩晕》一文（载于《中国当代医药》）及《葛氏正骨七大原则》一文（载于《中国医药导报》），进一步传播和普及葛氏捏筋拍打疗法在日常生活和常见疾病治疗中的广泛应用，受到同人好评。前者是将捏筋拍打疗法运用在治疗颈性眩晕上，提出使用捏揉颈后三脉、拍打肩部等方法，可以明显改善此症状。后者则提出了葛氏正骨的7个原则（整体观念、早期整复、筋骨并治、对位与对线、动静结合、功能锻炼、捏筋拍打），指出整复、固定和功能锻炼是治疗骨折的3个基本步骤，处理好骨折治疗的4个问题（固定和活动、骨髓与软组织、整体与局部、医疗措施与患者主观能动性4对矛盾）在骨折的手法治疗中至关重要，对骨折的保守治疗提出了自己的见解。在此之上，葛凤麟还提出了正骨治疗原则的口诀：

骨是筋之架，筋是骨之铠。

骨断筋不断，筋断骨不连。

正骨先正筋，遇双两处分。

伤处四下揉，瘀血自消散。

瘀散骨自长，筋骨一起强。

固定是固定，必须结合动。

屈伸与旋转，主动被动练。

捏筋加拍打，筋骨齐复健。

2012年，也就是葛氏捏筋拍打疗法成功入选国家级非物质文化遗产名录的第二年，葛凤麟在继承父业的基础上，将葛氏疗法的精髓与当下的医疗情况相结合，与时俱进，撰写了《中国葛氏捏筋拍打疗法》一书。此书一方面是保存国家非物质文化遗产的成果，另一方面也是对传承几代、历时百年的葛氏家传手艺的总结和回顾。甫一出版，该书就受到了广大读者，尤其是曾接受过葛氏捏筋拍打疗法治疗的患者们的欢迎。他们耳听为虚，眼见为实，亲身经历过后，更是对葛氏疗法由衷地佩服。

令人欣喜的是，葛氏捏筋拍打疗法的非遗传承之路仍在延续。2018年，葛凤麟携其子葛少侠，合作出版了《葛大夫教你捏筋拍打一身轻》一书。《中国葛氏捏筋拍打疗法》是偏专业的著作，而《葛大夫教你捏筋拍打一身轻》则更加接地气，贴近社会大众的生活。这本书是葛氏传人结合几十年正骨按摩临床经验，总结出的一套适用于家庭保健的常见病治疗手册。这本书提示读者，葛氏捏筋拍打的施治手法不同于一般推拿按摩，施治部位也有异于传统穴位，是一种独特的治疗手法，具有显著的治疗效果。书中倾囊相授保健养生之法，拍拍即可养生祛病，一些日常治疗的小妙招通俗易懂、操作简便、取材低廉而又疗效显著，即使在家也能通过自学轻松解决常见的不适症状。在编写过程中此书还结合了大量实际案例，具体分析某种行为造成的病痛，总结了40多种常见骨伤疾病治疗方法，覆盖了日常生活中可能遇到的大部分筋骨问题，如头痛、牙痛、颈肩痛、肌肉关节损伤等，对症治疗，效果突出。可以说，此书是一本家庭必备的中医捏筋拍打治疗指南。

第二节
学术交流

为进一步继承和发扬葛氏捏筋拍打疗法，加强国内外中医骨伤推拿医疗单位及其从业医师的交流与合作，并对葛氏捏筋拍打疗法独具特色、行之有效的治疗技法进一步发掘、探讨、交流、推广，促进学术水平和实际技能的提高，北京世纪坛医院中医骨伤科发起了葛氏捏筋拍打疗法传承与发展国际交流会。

2013年12月24日上午，世界中医药学会联合会中医药传统知识保护研究专业委员会成立大会暨第一届学术年会、中国科学院第二届中医药文化论坛在北京香山饭店举行。葛凤麟受邀参会，并当选为世界中医药学会联合会中医药传统知识保护研究专业委员会常务理事。

2014年，在送金秋迎初冬的时节，第一届葛氏捏筋拍打疗法传承与发展国际交流会在北京昌平召开。会议涵盖了四方面内容：一是通过多媒体理论教学和现场示范，交流各种疾病的最新中医诊疗手法，并针对一些具体常见病，如肩周炎、小儿斜颈、胸椎小关节紊乱、膝关节病等进行了现场治疗手法演示。二是请新加坡、马来西亚等国专家介绍本国治疗骨伤疾病的发展现状，其独特的治疗方法对于目前教学、科研、临床工作具有很重要的指导意义。三是就今后如何加强葛氏捏筋拍打疗法的培训，让更多人进一步了解中医等问题进行讨论。四是明确葛氏捏筋拍打疗法传承与发展国际交流会的规划、任务，为其更好地发展提供规范的组织管理理念。这次会议，对弘扬中医瑰宝，促进手法医学和传统疗法的国际交流，有效推进其理论研究和临床应用，更好地为造福人类健康服务，不断提升葛氏捏筋拍打疗法骨伤学术思想及治疗经验的精髓，发挥了重要作用。

2015年8月，北京世纪坛医院中医骨伤科在北京香山举办了第二届葛氏捏筋拍打疗法传承与发展国际交流会，来自海内外葛氏捏筋拍打疗

葛氏捏筋拍打疗法

法的师徒、学生、社会各界朋友50多人出席会议。葛凤麟全面介绍了葛氏疗法的历史、发展、现状及前景。参会代表各抒己见，就如何更好地传承葛氏疗法文化，培养后继人才，让更多海内外患者受益，葛氏疗法技术如何更加精化细化等提出了很好的建议和规划，为葛氏捏筋拍打疗法如何发扬光大确立了发展及培训的方向。

2016年9月，北京世纪坛医院中医骨伤科在北京香山举办了第三届葛氏捏筋拍打疗法传承与发展国际交流会暨中国民间中医医药研究开发协会葛氏捏筋拍打疗法分会成立大会。这次会议延续前两届继承和发扬葛氏捏筋拍打疗法的相关议题，在此基础上还提出了更具体的措施。会议的一项重要内容是葛凤麟主任的收徒拜师仪式。古人云：一日为师，终身为父。师者，传道、授业、解惑也。中医自古以来就非常重视师承关系和家传体系，古代医学大家多是来自底蕴深厚的医学门派和医学世家。葛氏捏筋拍打疗法传承至今已有150多年的历史，家传的体系在葛氏第五代传人葛少侠身上得以实现，而师承这一脉，在葛凤麟这里已经开始广开师门，有教无类。按照传统的拜师礼仪，两位徒弟依次庄重地宣读了拜师帖，给老师献茶、叩首，表达了自己尊师重教、潜心学习的决心。葛凤麟主任也语重心长地寄予了很大的希望，并表示会将自己所掌握的医术毫无保留地认真传授给他们。另一项重要内容是成立了中国民间中医医药研究开发协会葛氏捏筋拍打疗法分会，产生了分会的领导班子及下属4个海内外分部。中国民间中医医药研究开发协会是经国家中医药管理局批准，国家民政部核准注册的全国性、行业性、非营利性的法人社会团体。协会注重发挥其行业指导、服务、自律、维权、协调、监督的作用，保持和发扬中医药特色和优势，发掘、整理、验证、创新、推广民间中医药，丰富与发展中医药学，促进我国与各国医药界的学术交流，为建设有中医药特色的中国医疗卫生保障体系和人类的健康事业做出贡献。历时3年，葛氏捏筋拍打疗法分会的成立标志着作为国家级非物质文化遗产项目的葛氏捏筋拍打疗法在传承与发展的进程中，又向前迈进了一步。分会的成立，可以发掘、整理、研究、开发、创新有特殊疗效或有散失之虞的中医药理论，组织各种形式的中医药学术交流和有关的医疗服务活动，采用多种形式，开展中医药继续教育、职业培训，提高会员及民间、民营中医药从业人员的管理水平和专业技能，开展与海外及港、澳、台地区的学术交流，加强同国内外学术团体和学者的合作，开发和推广民间、民营中医药新技术、新成果、新产品，为有关部门提供科技咨询等。

2017年11月，第四届葛氏捏筋拍打疗法传承与发展国际交流会如期举行。此次会议宗旨为凝聚和扩大共识，整合和开发资源，讨论了以下建设性的议题：逐步成立葛氏捏筋拍打疗法研究工作室；商议研究如何有效地征集典型病案例，开展课题研究，进一步完善葛氏疗法小儿正骨推拿技术，拟定短期（1年）、长期目标（3年），完善理论研究；讨论和建议分会章程，在大陆各地建立分会的原则和短期、长期的战略发展目标；如何有效地发展会员及会员单位；如何做好国际交流、传播，建立海外传播渠道和有效地、有针对性地设立海外分支机构，完善现有机构职能。与会领导和人员充分肯定了葛氏捏筋拍打疗法近年来在传承非物质文化遗产方面的工作和取得的成果，并寄予了很高的希望，同时给予很大的支持和帮助。例行会议内容是收徒拜师仪式。另一项重要内容是进行培训和病例交流，大家齐聚一堂听专家讲解病例并进行讨论，受益匪浅。在葛凤麟会长的带队下，由十几位专家学者组成的义诊团，还来到昌平区南口医院进行义诊和讲课，分析典型病例，教授治疗手法，现场还为众多病患进行治疗，让每一位患者切实感受到葛氏独特手法的优势和特点，真正体会到葛氏捏筋拍打疗法的神奇功效。社区中心领导强烈建议与葛凤麟主任所在院科长期合作，葛主任也表示要致力于为社区、为基层培养一支人员精干、业务水平突出的中医骨干队伍，为中医药发展尽自己的一份力量。

2019年11月15日，新一届葛氏捏筋拍打疗法国际交流研讨会召开。此次大会内容较以往更为丰富。为响应国家"一带一路"倡议，举办了"一带一路葛氏疗法走进俄罗斯"分论坛，还有葛氏疗法的患者现身分享治疗心得、非遗易筋经传人精彩表演等。同时，收徒拜师仪式也在此次大会上成功举办。

2019年6月13日至15日，第十届中国慢病管理大会在北京国际会议中心召开。中国慢病管理大会是我国慢病管理领域规模大、极具影响力的学术盛会。大会以慢病管理"新时期、新需求、新对策"为主题，邀请了国内外高级别政府官员和相关领域的权威专家学者出席，通过开展学术交流、举办面向公众开放的慢病产业展览和科普讲座等方式，在慢性病防控领域广泛开展国际合作，借鉴国际经验，贡献中国智慧，融合更广泛的力量共同抗击慢病，维护和保障公众健康。自2017年开始，葛凤麟已经连续3年作为慢病防治资深专家受邀参会并讲课。慢病大会旨在解读和分析我国防治慢病中长期规划，分析地区健康，促进慢病管理实践和适宜技术，探索和总结慢病防治的优质经验和应用策略，推动防治实现"人人参与、人人尽力、人人享有"，助力健康中国建设。葛凤麟医生借助慢病大会的平台，从不同角度为参会者讲述对慢病防控的认知和心路历程，并将骨科疾病预防保健知识介绍给大家，尤其是针对当下常见的慢病预防治疗进行了实用性的讲解，使大家对慢病自我管理有了更新的认识和收获。

第三节

中医扶贫

　　党的十九大报告中指出，要坚决打赢脱贫攻坚战，确保到2020年我国现行标准下农村贫困人口实现脱贫。2019年国务院政府工作报告中提出，要打好精准脱贫攻坚战。重点解决实现"两不愁三保障"面临的突出问题，即到2020年稳定实现农村贫困人口不愁吃、不愁穿，农村贫困人口义务教育、基本医疗、住房安全有保障。在这一号召下，中医药人积极响应，扎实推进中医药扶贫工作，让中医药在助力打赢脱贫攻坚战中发挥更大作用。葛氏团队及北京中医医院专家团等多位专家数次对贫困地区群众开展扶贫义诊。

　　2019年4月12日至13日，包括葛凤麟在内的中医团队共14人来到河北省衡水市饶阳县人民医院开展扶贫义诊活动，同时进行业务指导、开办讲座。此行一个重要内容在于将国家级非物质文化遗产葛氏捏筋拍打疗法服务于更广大基层患者，让更多人受益，同时帮助提升基层医务人员技术水平。专家团12日上午8时开始在县医院门诊四楼康复医学科进行义诊活动。前来咨询的患者络绎不绝，专家们认真耐心地解惑答疑，讲解健康知识，发现患者的潜在疾病，及时提醒，并给出指导意见。当天下午，部分专家赴饶阳县端午村开展义诊活动。此次义诊共接待患者200多人，让饶阳百姓足不出县就可以享受到北京大专家的医疗服务。13日上午，马彦旭和葛少侠两位医生在县医院门诊六楼学术报告厅分别进行了题为"腰椎间盘突出症诊疗体会"和"葛氏捏筋拍打疗法"的专题知识讲座，各乡镇卫生院、县医院、中医院、妇幼医务人员及部分村医共计200多人聆听讲座。义诊团队的到来，不仅给患者送来了精湛的医术，还通过现场讲解的形式传、帮、带，给医生们提供了理论结合实际的学习指导。

　　2019年6月21日至22日，葛氏团队在河北省保定市涞源县医院和金家井乡北黄土岭村进行健康扶贫义诊。在涞源县医院，二楼门诊的5个诊室外排满了候诊患者。"平时还要注意多锻炼，多挂挂单杠。""不能仅仅依靠报告单结论，还要结合临床判断。"活动期间，专家们耐心、细致地为患者问诊，为当地医护人员做医疗指导。本次健康扶贫义诊，不仅要为患者祛除病痛，还要留下技术，留下经验，帮助当地医护人员提升诊治水平。为此，县医院还专门请专家在涞源县医院举办了医疗专题讲座，专家现场收徒带学生、现场指导。在深度贫困村北黄土岭村卫生室，驻村第一书记郭文东正在满头大汗地张罗着村民排队治疗。他说，村子里老人多，大多腿脚不方便，这次健康扶贫义诊活动，使村里的贫困群众足不出村就能享受到北京知名专家的零距离诊疗服务，解决了大问题，也进一步增强了全村村民脱贫致富奔小康的信心。

2019年7月31日，在八一建军节来临之际，葛氏捏筋拍打疗法团队一行7人来到北京西站武警中队为官兵义诊，慰问辛苦保卫北京西站的战士们。考虑到武警官兵平时训练强度大，在骨伤疾病方面很容易出现问题，此次来义诊的葛氏团队都是经验丰富、技术精湛的医师。义诊一方面为官兵诊病、治病，另一方面让他们更多了解葛氏疗法，教会他们一些简单的自我保健知识，加强自我锻炼和预防。义诊医生们在军营为战士进行肩颈腰部推拿，并播放宣传片让他们对此疗法有了更多了解，还给战士们捐赠了书和健身拍，以便他们能更好地进行训练和调理身体。武警中队程队长说："此次义诊一方面加深了军民鱼水深情，增进了军地融合发展；另一方面，也让医生们亲自体验和感受到了部队的优良传统，接受了一次思想的洗礼。"

2019年8月23日至24日，继在衡水市饶阳县、保定市涞源县成功开展义诊后，葛氏团队又一次组织医疗专家来到河北省张家口市沽源县医院和小厂镇五道沟村进行健康扶贫义诊活动。8月23日下午，参加义诊的专家经过5个小时的奔波，刚抵达沽源县中医院，便马不停蹄地开展了医疗专题讲座培训。24日上午，葛氏医疗团队在葛凤麟主任的带领下来到沽源县中医院进行义诊活动。在义诊活动现场，专家们耐心、细致地为现场群众把脉问诊，用葛氏手法治疗疾病，做健康指导。24日下午，部分专家又深入该县小厂镇五道沟村进行义诊，现场接诊40多名贫困患者。

扶贫义诊活动对提高贫困地区人民群众健康水平及医疗卫生服务能力具有重要意义，使基层贫困群众在家门口享受到了北京知名专家的零距离诊疗服务，受到当地群众的热烈欢迎，同时以传、帮、带为模式，助力脱贫攻坚，助推京、津、冀协同发展。

2019年10月18日至20日，由葛氏团队及多家医院专家组成的医疗队到革命老区陕北子洲县开展扶贫义诊和学术交流活动。本次健康扶贫义诊，不仅要为患者祛除病痛，还要留下技术，留下经验，帮助当地医护人员提升诊治水平。专家还现场收徒、带学生，现场指导。18日，子洲县中医院三楼门诊6个诊室外排满了候诊患者。19日，医疗团队又深入该县苗家坪镇卫生院进行义诊，现场接诊100多名贫困患者。"还是北京专家医术高，以前胳膊都不敢抬，现在马上就能抬起来了！"上百名患者带着满意的笑容离去。带队的葛凤麟主任看在眼里非常欣慰，他表示，健康扶贫是助力脱贫攻坚的重要举措，葛氏团队将继续加大健康扶贫义诊频次，促进贫困地区卫生事业发展，全力助推脱贫攻坚。并将结合贫困县的实际情况，采取多种形式、多种层次的帮扶活动，为当地群众带来更多的便民、惠民服务。

第四节

公益活动

当前，我国老年人口规模持续扩大，对健康服务的需求愈发迫切。在习近平新时代中国特色社会主义思想的指导下，中医药行业人员全面贯彻党的十九大精神，贯彻落实全国卫生与健康大会精神，以维护老年人健康权益为中心，以满足老年人健康服务需求为导向，大力发展老年健康事业，着力构建包括健康教育、预防保健、疾病诊治、康复护理、长期照护、安宁疗护的综合连续、覆盖城乡的老年健康服务体系，努力提高老年人健康水平，实现健康老龄化，建设健康中国。

一是积极开展中医药膳食疗科普等活动，推广中医传统运动项目，加强中医药健康养生养老文化宣传。葛凤麟多次受邀在央视和北京电视台讲课，为广大患者普及健康知识。2015年3月23日、27日，葛凤麟两次参加"TV120网医在线"健康视频讲座。在两期节目中，葛凤麟分别就葛氏捏筋拍打疗法的由来、膝关节及颈椎病等病症的自我保健治疗进行讲解，并做拍打演示，还通过在线医疗咨询视频为患者提供快捷、实用的权威健康医疗知识，通过专家直播制作的健康科普短视频，向社会传播健康理念。

二是开展社区和居家中医药健康服务，促进优质中医药资源向社区、家庭延伸。根据2016年北京市政府为民办实事工程之"北京中医健康养老示范工程"的顶层设计，落实"十三五"北京基层中医药服务能力提升规划，落实重点学科下社区，专家室站下社区的要求，遴选北京市中医药基础好、实效性强、易推广、适用于老年人的适宜技术作为中医药养老适宜技术培养计划的修学科目。葛氏捏筋拍打疗法第四代传人葛凤麟已经参加培训3年，他在3年培训实践里，通过理论讲课、实操学习、考试，为社区基层培养了一支业务水平突出的技术骨干队伍，将自己的技术传授给更多的社区医师，为社区人才的培养、为中医药养老示范工程尽自己的一份力量。

为响应国家对中医文化进社区、进农村、服务"三农"的号召，进一步扶持和促进中医药事业的发展，落实医药卫生体制改革任务，2019年10月这短短一个月的时间，葛凤麟与他的葛氏团队开展了多次技术交流和公益培训活动。10月10日，第三期北京市中医健康养老适宜技术人才培训第一站在北京铁建医院开展；10月17日，第三期北京市中医健康养老适宜技术人才培训第二站来到门头沟区华新建社区卫生服务站；10月24日，第三期北京市中医健康养老适宜技术人才培训第三站走进了顺义区中医院；11月1日，第三期北京市中医健康养老适宜技术人才培训第四站来到密云区西田各庄镇社区卫生服务站。名老中医进社区，打通健康守门人最后一公里。葛凤麟还来到北京市昌平区南口社区卫生服务中心进行教学活动。在每次的培训中，葛凤麟都会为中心的理疗师、康复师、全科医护人员言传身教葛氏捏筋拍打疗法。他将自己从医数十载的诊疗手法及临床经验毫无保留地传授给社区医务工作者，在现场亲自示范关于各类骨伤疾病的治疗脉位和手法，并指导各类手法练习。葛凤麟说："我喜欢扎根到基层，把我在专业领域的知识和经验教授给他们，尤其是社区乡镇医生，可以提高更多老百姓的生活质量，为老百姓做些实事儿。"

三是开展中医特色老年人康复、护理服务。为弘扬中华民族尊老敬老的传统美德，让退休老干部过上一个健康祥和的晚年生活，2018年11月15日下午，应北京卫戍区海淀第十退休干部休养所邀请，葛氏捏筋拍打疗法与该所共同举办了健康大课堂活动。这次健康大课堂由葛氏弟子为离退休干部及家属讲解如何运用葛氏捏筋拍打疗法在日常生活中进行自我调理以及养生、保健的方法。现场展示的中医按摩疗法引起了老人们的极大兴趣，原定1小时的讲课时间，延长至2.5个小时，附近的居民都闻讯而来，进行咨询体验，感受葛氏捏筋拍打疗法的魅力。

随着老年人口不断增加，中青年的养生意识增强，通州区张家湾社区卫生服务中心为进一步推动技术服务能力，特邀请葛氏捏筋拍打疗法传承人葛凤麟主任来院进行技术指导及学术交流。走进通州张家湾社区卫生服务中心就能感受到社区医务人员对中医正骨的学习热情。葛主任从影像学开始进行指导，对每一疾病确定治疗手法，让每一位患者切实感受到他独特手法的优势和特点，真正体会到葛氏捏筋拍打疗法的神奇功效。此次技术指导体现了中医适宜技术的服务优势，进一步强化了百姓的中医药养老保健、治未病意识，将中医健康养老工程做大做细。

葛凤麟还十分关注地方中医事业的发展和传承。2018年10月，他赴河北省霸州市中医院针灸康复科应诊并进行学术交流。为此，该院门诊大厅一早就已经排起了长长的队伍。在中医院针灸科门诊，葛凤麟主任边治疗，边现场讲述脑卒中患者早期康复的必要性，偏瘫患者负重训练的方法及其对步态恢复的意义，在康复训练中如何提高患者及家属共同参与度等内容，为医院带去了国际先进的康复医学治疗理念。同时，他重点介绍了手法治疗腰椎间盘突出、颈椎病、肩周炎、各种软组织扭挫伤，以及各种骨折、关节脱位，并结合许多成功的病例，手把手指导在场的医护人员运用葛氏捏筋拍打疗法对腰椎病和颈椎病患者进行治疗。

第五节

国际交流与传播

2017年1月，为加强与"一带一路"沿线国家在中医药（含民族医药）领域的交流与合作，开创中医药全方位对外开放新格局，国家中医药管理局、国家发展和改革委员会联合印发《中医药"一带一路"发展规划（2016—2020年）》。

自古以来，中医药就是古丝绸之路沿线国家交流合作的重要内容，伴随早期的商贸活动，它在沿线国家落地生根，以不同形态成为沿线民众共享共建的卫生资源。随着健康观念和医学模式的转变，中医药在防治常见病、多发病、慢性病及重大疾病中的疗效和作用日益得到国际社会的认可和接受。截至2019年，中医药已传播到183个国家和地区，中国已同相关国家和国际组织签订了86个中医药合作协议。屠呦呦研究员因发现青蒿素获得2015年诺贝尔生理学或医学奖，表明中医药为人类健康做出了卓越贡献。中医针灸被列入联合国教科文组织《人类非物质文化遗产代表作名录》，《本草纲目》和《黄帝内经》被列入《世界记忆名录》。

2019年5月25日，第72届世界卫生大会审议通过了《国际疾病分类第十一次修订本（ICD-11）》，首次纳入起源于中医药的传统医学章节，标志着中医药国际化迈出了重要一步。中医药已成为我国国际交流合作的特色名片。

如今，中医药在世界范围的传播与影响日益扩大，中医药对外合作全方位、多角度、宽领域、高层次合作格局正在形成。据了解，中医药已纳入与美国、俄罗斯、英国、德国、法国、加拿大、意大利等国高级别合作框架，中韩、中新（新加坡）、中马（马来西亚）政府间传统医学合作会议机制已经建立。我国与世界卫生组织、国际标准化组织、中东欧国家、东南亚国家联盟、上海合作组织、金砖国家等多边机构在传

葛氏捏筋拍打疗法的社会影响

95

统医学国家政策制定、科学研究、标准化等领域的合作也在不断加强。

随着中医药走出去步伐的加快，国际社会对中医药的关注度显著上升。中国外文局对外传播研究中心在五大洲22个国家开展的第五次中国国家形象全球调查（2016—2017）结果显示，中医药继续成为国家形象亮点。

面对当前中医药发展的国际形势，葛凤麟更希望中医药能够走向世界，成为中国文化的特色之一，并致力于把祖国传统医学的伟大精髓在海内外传播发扬。

2012年，第一届中国（北京）国际服务贸易交易会（简称"服贸会"）于5月28日至6月1日在北京国家会议中心举办，以"服务贸易：新视野、新机遇、新发展"为主题，致力于促进中外企业在服务贸易领域的交流与合作。葛凤麟主任受邀参加，并在中医药服务体验活动环节中，积极为广大患者进行葛氏捏筋拍打疗法手法体验，热情回答大家提出的问题，与其他医院的同行广泛探讨、交流经验。北京市中医药管理局相关领导在亲身感受了葛氏捏筋手法之后也是连声称赞。大家体会到了葛氏捏筋拍打疗法的独特魅力和神奇疗效。

应安贞培训学校的邀请，葛凤麟参加了非洲法语国家基层医务人员葛氏捏筋拍打疗法培训班。此次培训的宗旨在于加强国际医务人员之间的技术交流与合作，宣传中国非物质文化遗产葛氏捏筋拍打疗法，与全世界共享中医文化。参加此次培训的学员来自非洲7个国家，通过几个小时的培训，学员们对基本手法有了大致的了解，纷纷感叹中医疗法的神奇。

2016年4月，受朝鲜高丽医学科学院邀请，葛凤麟来到该院为学生进行推拿按摩培训。在为期9天的行程中，葛凤麟就葛氏捏筋拍打疗法治疗常见骨科疾病进行了理论和手法的培训，并与该院教授见面，就传统医学领域取得的经验和学术问题进行了认真而有益的交谈。中医已经成为中国对外合作和国际交流的重要形象力量，葛凤麟作为中医领域的国家级非物质文化遗产传承人，为增进中朝两国人民的了解、发展传统友好关系做出了很大贡献。朝鲜高丽医学科学院表示，期盼与北京世纪坛医院建立长期的交流与合作，并对葛凤麟在此次讲学期间为传统医学领域的交流与合作所付出的努力深表感谢。

2018年2月6日，葛凤麟受邀荣誉参加匈牙利在中国举办的"体验中医"活动，匈牙利副总理及夫人、匈牙利国会副主席等人出席。葛凤麟主任在活动中向外国政要友人详细介绍了中国非物质文化遗产葛氏捏筋拍打疗法独特的推拿技法，并现场进行了演示和治疗，让他们亲身感受到疗法的神奇之处，最后还热情地赠送了书籍和拍打工具，教授了他们一些简单的拍打技巧。葛氏疗法的神奇妙用，让外国友人对中医的应用有了更直接的体验和认可，对中医文化的博大精深有了更深的了解。

2018年，应美国国际医药大学的邀请，葛凤麟赴美参加为期3周的教学交流活动。葛凤麟作为葛氏捏筋拍打疗法第四代传承人，其医术之精已蜚声海外，受到了国外许多医学专家的关注。此次赴美讲学共计54小时，包括在博士班（中文）、推拿班（中英文）授课两天，硕士班（英文）授课一天；出专家门诊7天，共计治疗患者56人；客座加州"老中电台"节目两次、宏星卫视"生活在湾区"节目一次；进行义诊活动两次。这些活动获得美国国际医药大学师生及当地患者的一致好评，葛凤麟主任还被该校聘请为客座教授及博士生导师。此次教学交流活动影响很大：葛凤麟在传授中不仅将疗法精义与同道共享，也让国外学者进一步了解了中医；不仅带给广大患者健康，也把祖国中医的伟大精髓带到海外华侨们的身边。

应国家中医药管理局国际合作司的邀请，葛氏捏筋拍打疗法第五代传人葛少侠医师于2018年6月6日举办发展中国家基层医务人员葛氏捏筋拍打法培训班。此次培训的宗旨在于加强国际医务人员之间的技术交流与合作，将中国非物质文化遗产葛氏捏筋拍打疗法独具特色、行之有效的治疗技法，进一步发掘、探讨、交流、推广，促进全世界共享。参加此次培训的学员来自4个洲13个国家，他们虽然对中国了解有限，但对于中国传统医学却有着浓厚的兴趣。葛少侠用葛氏捏筋拍打疗法独创的脉位理论加实操手法，向学员们展示了治疗颈椎病的独特疗法，现场采用全程英语教学、互动方式，学员们也都互相体验，气氛活跃。通过

葛
氏
捏
筋
拍
打
疗
法

几个小时的培训，学员们对基本手法有了大致了解，也让他们再次领略到中国医学的文化魅力和博大精深。得益于这次培训的成功展开和广受欢迎，2019年8月30日，葛少侠再次受邀给非洲法语国家基层医务人员培训葛氏捏筋拍打疗法。在培训中，葛少侠将拍打疗法的历史渊源、葛氏脉位、健身拍的作用逐一进行介绍，教授学员葛氏26种手法并现场演示，一对一为学员答疑解惑，认真辅导学员拍打动作要领。葛少侠说，将葛氏捏筋拍打疗法推广向全世界，是值得为之奋斗一生的事业。

2019年是中国和匈牙利、波兰建交70周年，为了进一步增进与匈牙利、波兰的友好交往和相互理解，以服务"一带一路"为重点，开展更高水平、更深层次的交流合作，5月14日至21日，由中国驻波、匈两国大使馆委托外交部发出邀请，由北京市文化和旅游局主办了一次出访活动，葛凤麟受邀参与。此次出访团队共30多人，除葛氏疗法外还涉及成家班龙韵武艺团、华炫女子乐坊、剪纸、风筝、彩塑等非物质文化遗产项目。5月16日在中国驻波兰大使馆举办了开放日活动，中国驻波兰大使馆大使刘光源、参赞张中华，匈牙利总理顾问马蒂亚斯·卡萨兹，钢琴家西拉西·阿莱克斯等出席。此次活动吸引了千余名波兰高校和中小学生、中资企业波兰员工、华沙市民和波兰各界友人踊跃参加。现场展示的中国传统文化及葛氏中医疗法引起当地民众的极大兴趣，许多民众前来咨询，并感受到了中医药的神奇魅力。本次活动借助中医文化，让世界各国人民更多地了解中国传统文化，让中国走向世界。

在北京世纪坛医院中医骨伤科，以葛凤麟为代表的葛氏团队，以葛氏捏筋拍打疗法为媒介，多次参与中医药方面国际交流与合作，在促进中医药与世界各国医疗卫生体系融合发展，为世界各国认识、了解和使用中医药等方面，发挥了重要的作用，取得了深远的影响。

第节

媒体宣传

随着科技的进步和互联网的发展，中医的文化宣传渠道也越来越广泛和灵活。为弘扬中国传统中医药文化，促进传统中医药事业的传承与发展，让中医药文化浸润心灵，以葛凤麟为代表的葛氏团队还多次参加电视节目，加大宣传力度，展现葛式捏筋拍打疗法的文化魅力。

2012年，葛凤麟做客北京卫视《养生堂》栏目"拍拍打打也养生"主题节目。葛氏捏筋拍打疗法作为一种脱胎于"武林秘籍"《易筋经》的中医诊治疗法，让观众们从一个全新的角度，认识到了中医的博大精深。葛凤麟为广大观众分别就葛氏起源于武术《易筋经》、其独特的脉位理论、拍打疗法的特色进行了详细生动的介绍，并针对一些常见病如失眠、椎间盘突出、高血压、落枕、神经衰弱、带状疱疹、网球肘等进行了现场治疗的演示，教大家一些简单易行的保健方法及常用的一些脉位。在和现场观众互动过程中，他也向大家介绍了从医40多年中一些典型病例，分享了一些治疗过程中的趣事，让大家在笑声中体会到了葛氏捏筋拍打疗法的独特魅力和神奇疗效。

2013年，葛凤麟受邀参加录制央视《天涯共此时》栏目特别节目《养生有道》。《养生有道》是一档关于健康养生的科普宣传类节目，旨在面向全球华人传播中华文化中的健康养生理念，促进中华文化的国际交流。节目邀请国内外著名健康养生医学专家，向广大观众讲授养生之道，传授养生之术，为广大观众奉上实用、权威的中医健康管理知识。

2014年，葛凤麟受邀参加录制陕西卫视《百姓健康》节目，为广大患者传授骨科常见疾病的预防和自我保健。由陕西省卫生和计划生育委员会、陕西公共文艺频道共同倾力打造的大型医疗健康养生类节目《百姓健康》，从老百姓身边最实际的健康问题出发，给出最专业、最权威、最详尽的解答，为全社会成员普及正确的健康理念、科学的养生方法，力求让各个年龄阶段的观众都能一听就懂，一懂就用，一用就灵。

2015年，葛凤麟受邀参加录制北京电视台《健康到家》节目。《健康到家》是一档由北京电视台生活频道与北京网络广播电视台联合打造的大型健康帮助类节目，以"疾病无处藏身，将健康进行到底"为口号，采用专家到家的全新形式，寻找生活中的致病因素，鼓励人人参与、人人行动、人人健康，努力实现"早发现，早诊断，早治疗"的长期目标。葛凤麟在节目中以互动的形式向大家介绍用葛氏捏筋拍打疗法预防和治疗常见的腰腿痛的方法、怎样快速缓解腰腿部的疼痛、日常生活中如何保护膝关节等，鼓励大家早预防早治疗，让疾病远离我们，使大家在轻松的气氛中学到了自我保健知识。

2016年，葛凤麟受邀参加黑龙江卫视《开课啦》节目的录制。《开课啦》是黑龙江卫视为中老年观众量身打造的大型直播栏目，致力于传授给中老年观众更多、更健康的保健知识。葛凤麟在节目中为大家讲解了膝关节病、颈椎病、胃痛等常见疾病的自我保健方法。节目还精心设计了许多有趣环节，既有观众在直播中通过多种方式提问，又有观众上台亲身感受葛氏捏筋拍打疗法的神奇之处，现场洋溢着浓浓的互动氛围。同年，葛凤麟还参加了甘肃卫视《聚健康》节目，介绍了丰富的健康知识，如神经衰弱的危害、睡眠障碍怎么办、治疗失眠的脉位点揉法、脖子落枕怎么办、如何判断高血压病、腱鞘炎的治疗方法、肩周炎的锻炼方法等多方面丰富的内容，为大众健康保驾护航。

2017年，葛凤麟受邀参加录制央视《中华医药》栏目，就如何在春季养护膝关节的相关问题共同制作了一期节目《春季护膝正当时》。《中华医药》栏目是中国电视媒体中唯一一档向海内外传播中国传统医药文化的大型电视健康栏目。栏目以"关爱生命健康，服务全球华人"为宗旨，为海内外观众提供权威的健康医药资讯，在全面反映中华传统医学博大精深的同时，也关注当代中华医学对世界的贡献。葛凤麟在节目中为大家讲解了膝关节病等常见疾病的自我保健方法。节目还通过连线海外弟子及患者，向大家介绍膝关节病在国外的患病情况及治疗效果，还邀请观众上台亲身感受葛氏捏筋拍打疗法的神奇之处。2018年，为推动国家非物质文化遗产项目的传承发展，在新时代满足群众需求和市场要求，着重发掘非遗优秀传统文化的当代价值，展现非遗文化的永久魅力和时代风采，《中华医药》栏目录制了多集非遗系列纪录片，葛凤麟再次受邀拍摄，以"'拍'出健康来"为主题，介绍如何用拍打的方法改善身体健康状况等内容。

2019年，葛凤麟受邀参加录制湖北卫视的《饮食养生汇》栏目。湖北卫视《饮食养生汇》栏目是一档包含健康养生保健知识、疾病知识介绍、饮食的营养与健康等内容，为大家提供最新的权威的养生保健方法的节目。葛凤麟在节目中就老年人锻炼容易出现的问题给予了详细指导，强调一旦锻炼方法不对，就有可能走进误区，越练病越多。同时他还讲解了颈肩关节、膝关节病等常见疾病的正确的自我保健方法，通过电视节目让更多观众及患者了解中医文化。

第六章

葛氏捏筋拍打疗法的现状和未来

国家级非物质文化遗产

中医诊法（葛氏捏筋拍打疗法）

中华人民共和国国务院公布
中华人民共和国文化部颁发
2011年5月

第一节

申报名录

一、北京市级非物质文化遗产的申报

经过前期资料整理与报送，2009年5月26日上午9点30分，葛氏捏筋拍打正骨按摩疗法（以下简称"葛氏疗法"）申报北京市级非物质文化遗产名录专家论证会在北京世纪坛医院举行。

论证会由海淀区文化馆副馆长朱德仓主持，海淀区文化馆民保部主任魏晋华出席会议，五位论证专家分别是国家非物质文化遗产保护工作委员会委员、中国中医科学院柳长华教授，世界针灸学会联合会秘书长、中国民间中医研究开发协会会长沈志祥主任医师，中国中医科学院中医基础理论研究所所长潘桂娟研究员，中国中医科学院中国医史文献研究所古籍数字化研究室主任王凤兰教授和世界中医药学会联合会中医特色诊疗专业委员会常务副秘书长兼秘书长刘剑锋教授。北京世纪坛医院院长封国生，副院长祖春荣，中医科主任冯兴中，申报人——葛氏疗法传人、北京世纪坛医院中医骨伤科主任葛凤麟参加了论证会。

论证组专家参观了中医骨伤科。北京世纪坛医院领导向专家组介绍了申报单位的外部环境，随后进行论证。封国生院长简要介绍了"申遗"项目的基本情况和项目所在中医科的基本情况。大家一起观看了《葛氏捏筋拍打正骨按摩疗法》申报资料片。专家们就资料片、文本材料提出了中肯的意见。

最后，专家们斟酌审定了论证意见书，同意申报北京市级非物质文化遗产名录，并在论证意见书上签字。

2010年1月12日，文化部网站公布了第三批北京市级非物质文化遗产名录，葛氏捏筋拍打疗法入选。

2011年3月，"北京市级非物质文化遗产"挂牌仪式在北京世纪坛医院中医骨伤科举行。

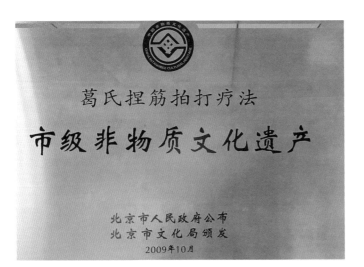

◎ 市级非物质文化遗产牌匾 ◎

二、国家级非物质文化遗产的申报

2011年6月，葛氏捏筋拍打疗法被列入国家级非物质文化遗产名录扩展项目名录（序号为441，项目编号为IX-2）。国务院批准文化部确定的第三批国家级非物质文化遗产名录共191项，国家级非物质文化遗产名录扩展项目名录共164项。第三批国家级非物质文化遗产名录包括民间文学、传统音乐、传统舞蹈、传统戏剧、曲艺、传统体育、游艺与杂技、传统美术、传统技艺、传统医药、民俗等项目。

《国务院关于公布第三批国家级非物质文化遗产名录的通知》（国发〔2011〕14号）中指出，各地区、各部门要按照《国务院关于加强文化遗产保护的通知》（国发〔2005〕42号）和《国务院办公厅关于加强我国非物质文化遗产保护工作的意见》（国办发〔2005〕18号）的要求，认真贯彻落实"保护为主、抢救第一、合理利用、传承发展"的工作方针，坚持科学的保护理念，扎实做好非物质文化遗产名录项目的保护、传承和管理工作，努力推动非物质文化遗产保护迈上新的台阶，为构建完备的、有中国特色的非物质文化遗产保护制度，推动文化大发展大繁荣，建设中华民族共有精神家园，满足人民群众日益增长的精神文化需求，做出积极的贡献。2011年8月29日，葛氏捏筋拍打疗法正式挂

葛
氏
捏
筋
拍
打
疗
法

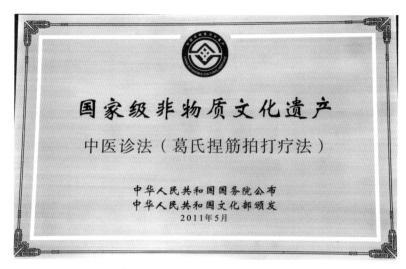

◎ 国家级非物质文化遗产牌匾 ◎

牌国家级非物质文化遗产，中医骨伤科主任葛凤麟作为葛氏捏筋拍打疗法第四代传承人参加了第三批国家级非物质文化遗产名录项目颁牌仪式。颁牌仪式由文化部主办，在人民大会堂举行。

第二节
保护措施

一、绿色疗法，中西结合

由于历史原因，自近代西方医学传入以来，中医对西医难免有"敌意"，西医对中医也总是有"偏见"。但是，葛凤麟并未被中西医的界限所束缚。他自学西医，就是为了更好地发扬中国传统医学，比如借助西医中的X线片、核磁共振等方式，有时候能更方便地服务于中医的治疗。葛凤麟常常说，中医的传承也要与时俱进。中医与西医并不是完全对立的关系，两者虽然受到不同的文化传统和治疗思想影响，也建立在不同的医学科学之上，但都为人类生命科学做出了卓越的贡献，是世界科学文化中不可替代的瑰宝。正确看待中医和西医的关系，也是将中医发扬光大、引领中医走向世界所需要的。

葛氏疗法不故步自封，提倡中西结合，中医为体，西医为用。葛凤麟说，中医的很多指标是无法量化的，中医能诊断出的病症用西医X线片等现代设备也无法查出。但是看不见并不代表不存在。中医治疗更偏向于经验科学，与现代医学的实证科学本质上不同。例如经络理论，利用现代医学仪器是无法检测出来的，但是中国几千年的中医文化就是利用经络理论来治病的，这是无法否认的历史事实。另一方面，中医和西医是可以互补的。葛凤麟接触过成千上万的患者，有些病例不需要西医手术，利用中医的手法就可以治疗。比如半月板撕裂，虽然从片子上看是裂开了缝，但其表面还是平滑的。治疗证明，是可以通过手法促进它的自我修复，让缝隙慢慢消失的。葛凤麟的治疗原则就是，现代医学的手段和工具可以借鉴过来作为诊断的依据之一，但是提倡用传统方法来治疗，借助现代医学，实现更精准的诊断和治疗。比如，过去诊断病情可能要通过触诊来判断，现在通过一张X线片就能查清病灶。但同时，诊病也不能完全依赖片子，因为那些尚未构成器质性病变的疾病，影像学看不出来，医生必须有自己的判断和思考。

葛凤麟在尊重并继承传统的基础上，密切关注现代医学的发展，在教导包括葛少侠在内的弟子时，反复强调，我们中医人一定要把眼光放远，要合理利用现代医学先进的理论及最新的手段，为中医服务，帮助我们更好地分析疾病内在的病因、病机，做好鉴别诊断，提高疗效。骨伤科因其自身特点，中西医结合优势明显。比如对踝关节损伤的治疗，传统检查手段虽然已经非常有效，但如果配合西医影像检查手段，排除骨折脱位将更加准确，这样可以更安全地施用手法治疗。当然，这并不意味着传统体格检查不重要。葛凤麟告诫徒弟：体检是所有中医人必须学会的基本功，痛点查找越明确，治疗效果就会越好。确定具体筋伤之处是作为一名葛氏捏筋拍打疗法医生的技术关键，然后以柔和轻巧之手法舒筋活络，循序渐进，则患者的病情自然缓解。

二、非遗传承，有教无类

师承岐黄是中医的成才之路，是中医药人才培养的主要模式。耳提面命、衣钵相传，弟子才可以逐步领会和较快掌握知识，少走弯路。按照这个理念，葛凤麟总会身体力行地定期到基层医院带教，亲自为患者治疗，手把手为学员示范，对当地医院准备的疑难病例进行解惑答疑。他的每一次教学都令大家受益匪浅，几年下来已经为基层医院培养了大批中医骨科优秀人才，也带动了科室整体水平的提高，更使葛氏捏筋拍打疗法这一国家级非物质文化遗产发扬开来，造福更多患者。

葛凤麟常说，葛氏捏筋拍打疗法作为国家级非物质文化遗产，能为广大患者带来健康，受到患者的肯定和需要，我们有责任有义务把它发扬光大，把这门技术不断传承下去，培养更多、更好的徒弟，让他们在全国乃至世界为更多患者服务，让更多人受益于它。这样，既能使它发挥应有的疗效，又能减少患者长途跋涉来北京看病的诸多不便，一切都要从患者角度去考虑。

葛氏捏筋拍打疗法非常重视技艺的传承，葛凤麟等人突破了家族传承界限，毫不保守，广为收徒，多次开办公开培训，将疗法精义与同道共享，传承方式具有开放性、多样化的特点。

"以前，在旧社会，中医收徒还是有很多老规矩的。别说外人，家里也只能传给儿子，传男不传女。你传给了别人，你吃饭的家伙就没有了。"而葛凤麟早就打破了老规矩，"其实在我父亲那一辈，就已经广收门徒了，他说传统医学传到当代，实属不易，不管姓葛姓张姓王，别失传就好。"

在北京世纪坛医院，葛凤麟的徒弟多数都是中医专业科班出身的大学生。"跟大学生就更不能讲那些老道道了。以前说'教会徒弟饿死师傅'，现在年轻人可不缺挣钱的地方，也没有饿死师傅这一说。我毫不保留地教，大家竭尽全力地学。"

葛凤麟还收了很多东南亚、非洲国家的徒弟，用他自己的话说："中医是传统瑰宝，但始终要记着与时俱进，我收徒早就不分内姓外姓，现在也不用分中国外国了。"

早期，葛凤麟曾应邀去日本、新加坡等国讲学，被新加坡同济研究学院与同善济中医药中心聘为客座讲师。他多次赴外讲学，其学子遍及海内外，为发扬祖国传统医学做出了突出的贡献。葛凤麟还曾多次举办骨科医务人员培训学习班，为全国各地和东南亚地区培养了大批中医骨伤科进修医生，成立了全国铁路系统骨伤科疾病康复中心。

葛氏捏筋拍打疗法学徒众多，桃李满天下，正式招收的徒弟已有四五十名，没有正式拜师的则不计其数。国内授徒以北京海淀区为核心，全国大多数省份均有弟子分布，并且远播至法国、新加坡、马来西亚等多个国家和地区。曾经在新加坡讲学的葛凤麟还有70多名新加坡学生。"好多学生，我自己都不记得了，有一些学完了就走了，也没有联系，后来从报道中才知道，有个大夫在当地很有名，就是用的葛氏捏筋拍打疗法为患者诊治。"

近年来，为更好地将葛氏捏筋拍打疗法发扬光大，不断提高中医骨伤科医务人员整体素质，北京世纪坛医院中医骨伤科先后引进三名中医骨伤专业高学历人才，两名研究生现已独立工作，一名正在培养之中。在培养学徒的过程中，葛凤麟结合自身诊疗经验和修习心得，在继承传统手法的基础上不断创新，为葛氏捏筋拍打疗法注入了新的精髓，使其疗效更加显著，更突出其特色。

三、直面问题，破除困境

虽然葛凤麟收了不少徒弟，其中不乏中医药大学毕业的硕士、博士，可是他仍然在为葛氏捏筋拍打疗法的传承担忧。在他眼里，师带徒的形式更适合葛氏捏筋拍打疗法的传承，日积月累，病人看多了才有经验。然而现代医疗体制下，学历比师承受重视，从业资格也要用学历衡量、设门槛，中医于此不免受限。以葛氏疗法为例，扎实的武术功底和强健的身体素质是救人治病的前提，蹲马步、练气功是基石，有了强健的体魄，才具备给他人捏骨揉筋的条件。

很多科班出身的学生进步慢，主要是差在体力上。中医按摩需要智力、体力和技术，三者缺一不可，如今葛凤麟每天要看四五十个病人，手法好的徒弟们至多也不过看上二十几人，原因就在于他扎实的武术功底。过去骨伤的中医专家无不是武林高手，习武之人都有一套秘方，来预防和治疗跌打损伤。纯正的正骨、捏骨手艺产生并存在于世上，并不都是杜撰和妄言，中医与习武确实密不可分，纯正的中医路数仅靠书本学习还远远不够，还要在"师带徒"的实践中传承。

当代年轻人中对中医感兴趣的极少，而愿意花时间去钻研中医骨伤科的更是凤毛麟角。学中医就业不广、收入不多，在现代社会地位也不高，故而中医里蕴藏的中国传统文化的智慧濒临失传，这也是葛凤麟所深深担忧和放心不下的。令人欣慰的是，近些年来，国家越来越重视非物质文化遗产传承，中医治疗的不可替代性和显著治疗效果也渐渐开始被人们认识到。一些患者在患某些病时甚至会优先选择去看中医门诊。

在欧美及日本、新加坡、韩国等国家，葛凤麟的中医骨伤疗法受到了热烈欢迎和重视，他们称葛氏捏筋拍打疗法是"绿色疗法"，多次邀请他出国讲学。中医关键在师承，讲究的是望、闻、问、切，论文发表得多的不见得捏骨一流，中医课上得好的，不见得能得到老百姓认可。

在葛凤麟的徒弟中，就有一批没有高学历却跟着他学习多年手把手带出来的，然而由于不能通过相关资格认证获取相应职称，只能在民间做医生。而民间中医又鱼龙混杂，确实存在以次充好的所谓捏骨匠人，所以制定出适合中医传承发展的评审体制，是他这代中医人热切盼望的。有了良好的机制，才能保证中医朝健康的方向发展。

四、项目保护

作为国家级非物质文化遗产代表性项目（葛氏捏筋拍打疗法）保护单位，首都医科大学附属北京世纪坛医院履行保护职责。

（一）充分认识非物质文化遗产保护工作的重要性和紧迫性

随着全球化趋势的加强和现代化进程的加快，非物质文化遗产受到越来越大的冲击。一些依靠口授和行为传承的文化遗产正在不断消失，许多传统技艺濒临消亡，大量有历史、文化价值的珍贵实物与资料遭到毁弃或流失，随意滥用、过度开发非物质文化遗产的现象时有发生。北京世纪坛医院深深认识到加强非物质文化遗产的保护和抢救已经刻不容缓。葛氏捏筋拍打疗法堪称中医文化的一朵奇葩，体现了中华民族的伟大创造力，促进了人类文化的多样性，是中医非物质文化遗产的重要组成部分，得到了医院的大力支持与保护。

（二）制定实施保护工作的目标和方针

通过开展非物质文化遗产保护工作，使医院具有历史、文化和科学价值的葛氏捏筋拍打疗法得到有效保护，建立起比较完备的保护制度和保护体系，在全院形成自觉保护民族文化的意识，实现院保护工作的科学化、规范化、网络化、法制化。

保护为主，抢救第一，合理利用，传承发展。正确处理保护和利用的关系，在确保医院葛氏捏筋拍打疗法获得有效保护的前提下，促进抢救、保护、利用的有机结合与协调统一。

由院领导班子主导、全院参与，明确职责、形成合力；长远规划、分步实施，点面结合、讲求实效。坚持立法保护与政策保障相结合，院领导班子保护与全院各部门保护相结合，决策系统与咨询系统相结合，专项资金投入与医院资金投入相结合。

（三）保护工作的主要内容与工作方式

1.保护工作的主要内容

（1）对葛氏捏筋拍打疗法进行全面确认、登记、立档存藏。

（2）在真实记录的基础上以整理、研究、出版等方式予以展示、保存，进行持续性保护。

（3）通过对传承人的资助扶持、鼓励，建立非物质文化遗产传承机制，对其进行宣传、弘扬和振兴。

2.工作任务

（1）开展确认、记录、建档工作。

（2）制订规划。在此的基础上，制定医院非物质文化遗产保护工作总体规划管理办法。

（四）建立传承机制，研究制定非物质文化遗产传承人的标准规范

教育培训。制订非物质文化遗产保护中长期教育与培训规划和短期培训计划，分级分批开展对非物质文化遗产保护有关或不同层次、不同类别的人员的教育与培训。

宣传展示。举办非物质文化遗产保护成果展，积极参加国家举办的各种非物质文化遗产保护活动。利用各种传播途径和灵活多样的手段，加大对葛氏捏筋拍打疗法保护工作的宣传力度，普及非物质文化遗产保护知识。

研究交流。举办各种形式的研讨会、交流会，积极开展非物质文化遗产保护工作的政策研究、工作研究与学术交流，拓展提升研究水平。

（五）资金支持确保专款专用

第一，设立非物质文化遗产保护专项资金，用于葛氏捏筋拍打疗法项目保护、珍贵资料与实物征集和收购、传承人培养与资助、人才培养与学术交流等。

第二，将非物质文化遗产保护工作经费纳入院财政预算，并保证专款专用，严格费用核算，提高使用效益。

第三，积极吸纳社会资金投入非物质文化遗产保护工作。通过舆论

宣传、政策引导等措施，鼓励个人、企业和社会团体对非物质文化遗产保护工作进行资助。

（六）人才培养与交流培训

重视人才培养和引进，通过公开选拔、公平竞争、择优聘用的办法，建立合理的人才流动和管理体制；引进一批高学历、高层次人才，每年有计划地引进和接收中医骨伤科专业人员，提高科室技术人才档次；鼓励在职学历教育，抓好学科带头人及后备人才培养，引入竞争机制，实施激励机制，保持学科带头人相对稳定，保持技术队伍相对稳定，保持主要发展方向稳定，造就一支能适应现代医学科学发展和医学模式转变需要的中医、中西医结合人才队伍，形成学历结构合理的人才布局。

每年至少举办两届培训班，举办一次国际交流会议。加强全国各地区及国际中医骨伤推拿医疗单位及其从业医师的交流与合作。

积极参与公益性活动。定期在社区及院内举行健康教育大课堂讲座，在媒体进行公益性宣传活动。

五、项目监督

2020年5月13日，北京市专项工作检查评审专家组对国家级非物质文化遗产葛氏捏筋拍打疗法保护单位——北京世纪坛医院近三年来的履责情况进行系统检查。

世纪坛医院高度重视，精心组织，严格实施。检查从汇报会开始，尹金淑副院长、医务处戴缤副处长、中医科姜敏主任、中医正骨按摩科葛凤麟主任等领导参加。尹院长对医院开展的非遗保护工作做了汇报，医院非遗工作人员做了具体工作的展示和讲解。检查评审组按照检查方案中的8项检查内容，结合项目保护单位进行了实地抽查。

在此次检查中，专家们对世纪坛医院在非遗保护中所做的工作给予高度肯定，这既是莫大的鼓励和荣耀，也是充满压力和挑战的鞭策和期待。世纪坛医院作为非遗保护单位，长期以来积极主动、扎实有效地开展保护工作，保护传承成效明显，得到传承人群普遍认可，在所检查的

葛氏捏筋拍打疗法

非遗项目中成绩突出。同时，世纪坛医院也虚心接受了团队专家们给予的未来工作意见和建议。尹院长表示："非遗保护工作任重道远，我们还需继续努力，为发扬传承祖国医学瑰宝做出更大的努力。"

第三节
未来发展

一、中医梦，中国梦

2019年10月26日，中共中央、国务院发布《关于促进中医药传承创新发展的意见》，这是党中央、国务院印发的第一个关于中医药的文件，明确了中医药传承创新发展的目标方向、重点任务和具体举措，是指导新时代中医药工作的纲领性文件。

这一系列重磅消息的推出，如一声春雷，给中医学界送来了春风，焕发了活力。新老中医人忍不住热泪盈眶。习总书记对中医药工作专门做出重要指示，从党和国家事业发展全局的战略高度，充分肯定了中医药事业取得的历史性成就，深刻阐述了新时代促进中医药传承创新发展的重要意义，为做好新时代中医药工作指明方向，为我们加快促进中医药传承创新发展提供了根本遵循和行动指南。李克强总理做出重要批示，强调要大力推动中医药人才培养、科技创新和药品研发，充分发挥中医药在疾病预防、治疗、康复中的独特优势，推动中医药在传承创新中高质量发展，对做好中医药工作提出了明确要求。

今天，中医药的地位提升到前所未有的高度。传承创新发展中医药是新时代中国特色社会主义事业的重要内容，是中华民族伟大复兴的大事，标明了中医药在中华民族复兴中的坐标方位。此刻，无论是老骥伏枥的白发长者，还是初出茅庐的"小郎中"，对于所有当代的中医人而言，新时代的勃勃生机，激荡着中医人的梦想，新起点的蓬勃朝气，激励着中医人去奋斗。

因此，中医传人要充分认识新时代促进中医药传承创新发展的重大意义，准确把握全国中医药大会的战略部署，切实增强学习贯彻党中央精神的政治责任感、历史使命感，把传承创新发展好中医药这一时代赋予中医工作者的使命，党中央、国务院交给中医工作者的光荣任务担负起来，落实下去。

首先，要切实提高政治站位，牢固树立"四个意识"，坚定"四个自信"，坚决做到"两个维护"，充分认识新时代促进中医药传承创新发展的重大意义，准确把握全国中医药大会的战略部署，切实增强学习贯彻习近平总书记重要指示、李克强总理重要批示和全国中医药大会精神的政治责任感、历史使命感，振奋精神，乘势而上，奋勇担当，加快推进中医药传承创新发展，为决胜全面建成小康社会、实现中华民族伟大复兴的中国梦做出新的贡献。

其次，要坚持中西医并重，遵循中医药发展规律，充分发挥中医药在防病治病中的独特优势和作用，勇攀医学高峰，打造中医药和西医药相互补充、协调发展的中国特色卫生健康发展模式，把中医药这一祖先留给我们的宝贵财富继承好、发展好、利用好，为实现中华民族伟大复兴的中国梦注入源源不断的健康动力。

再次，要挖掘中医药宝库中的精髓内涵，传承精华、守正创新，把创新鲜明地写在中医药发展的旗帜上。增强民族自信和文化自信，促进文明互鉴、民心相通，助推构建人类命运共同体，为实现中华民族伟大复兴的中国梦注入永不枯竭的文化动力。

志之所趋，无远弗届。中医工作者们将更加紧密地团结在以习近平同志为核心的党中央周围，同心协力、接续奋斗，加快推进中医药传承创新发展，助力健康中国建设，在实现中华民族伟大复兴的征程上创造无愧于伟大新时代的新辉煌。

二、未来发展

为使葛氏捏筋拍打疗法得到进一步继承和发扬，更好地彰显其特色之魅力，为发展祖国传统中医文化做出贡献，北京世纪坛医院也提出了一系列保护措施，开展了集医疗、教学、科研于一身的"葛氏捏筋拍打疗法传承工程"建设。

举办"葛氏捏筋拍打疗法传承与发展"医疗教学科研国际会议论坛。

举办"葛氏捏筋拍打疗法"推广班（继续教育项目）。

每月举办"健康教育大课堂"讲座（包括医院及社区）。

举办展示、展演和展览等社会公益活动，录制养生保健节目（电视台和多媒体）。

制作《葛氏捏筋拍打疗法》精装宣传册及光盘。深入挖掘传统技艺，研究葛氏捏筋拍打疗法使用的健身拍的制作。

继续筹备传承和发展的重要场所——葛氏捏筋拍打疗法培训学校（前期工作）。

继续筹备葛氏捏筋拍打疗法研究工作室。

完善"葛氏捏筋拍打疗法传承与发展研究会"的规程，促进其功能的发挥（包括技术培训、学术交流、应用推广、发掘整理、咨询服务等）。

开展代表性传承人授徒、传艺、交流等活动。

出版新书——《葛大夫教你捏筋拍打一身轻》。

继续培养传承人才，为传承队伍不断补充新鲜血液，在继承中创新，在创新中继承。

功夫不负有心人。随着国家对中医文化越来越重视，葛氏捏筋拍打疗法的传承发展也得到了更多保障。2020年7月25日，中国非物质文化遗产保护协会中医药委员会成立大会在北京会议中心举行。国家中医药管理局副局长孙达、天津中医药大学校长张伯礼、中国中医科学院院长黄璐琦等领导及专家出席了大会。中医药非遗委员会将致力于推动中医药非遗的保护、传承、利用与发展，解决目前存在的困难与问题，让中医药非遗传承"活起来"。葛凤麟作为北京世纪坛医院葛氏捏筋拍打疗法代表性传承人参加了成立大会，并受聘为中国非物质文化遗产保护协会中医药委员会常委，聘期5年。

附录一　传承人口述

让非物质文化遗产"活"起来
——对中华传统医药项目在转型中谋发展的观察与思考

作为葛氏疗法未来第五代的代表性传承人，我深深地感受到人是传承传播发展过程中最宝贵的资源，决定着非遗的发展方向与前进道路。

一个"非遗团队"首先需要的是既有能力又有担当的领导者，这个领导者就相当于团队的CEO，所以仅有高超的技艺是不够的，还需要具有很强的组织能力、管理能力，对于团队当前问题的应变能力以及对未来发展的预见能力。技术是根本，而这个领导者则是团队的灵魂。我们现在的问题恰恰是团队的核心人物所有的精力都放在技术和学术上，已经没有时间处理其他问题，从而导致团队凝聚力以及发展中的问题逐渐浮出水面。单丝不成线，独木不成林。光有一个技术核心是无法支撑这样一个非遗团队的，这就急需一个管理者或管理团队的介入，由专业的人做专业的事。

根据国内非物质文化遗产保护机构对非遗传承人的实地调查采访，传承人才青黄不接是非物质文化遗产传承面临的重大危机。如今，传承人老龄化严重，不少非物质文化遗产的民间绝活濒临消亡。以前，非遗传统技艺是一门糊口的手艺，传承人一般是从小就开始接触技艺，并以口口相传的方式传承技艺。拿我们来说，传统医学博大精深，需要不断地学习，日积月累，还需要一定的悟性，三年五年初窥门径，十年八年略有小成是常事。中国人自古以来的传统是"人有一技之长，不愁家里无粮"，而现在许多年轻人被周围各种暴富的捷径所影响，根本不会把精力放在需要多年时间磨炼的一门技艺上，愿意踏踏实实学东西的人不多。

传承人未被社会认可也是传承危机的另一个因素。一方面从事非遗传承的工作没有得到社会的承认，年轻人会觉得从事这项工作成就感不足，不能很好地实现自我价值，从而放弃进入这个行业。最直接的问题就是收入，辛苦多年学的技艺可能收入还比不上快递员、外卖员。一部分濒危的传统技艺的传承者根本无法靠着技艺来谋生，完全靠着国家的救济和自己对技艺的执着来维持着这份传承。我们大部分从事手法治疗的师兄弟收入都不高，工作也非常辛苦，部分人觉得多年苦读中医，费尽艰辛考取的医师资格证换来的收入不但普遍低于西医学专业的大夫，甚至还比不上足底按摩技师。每当这个时候我就会告诉他们，"中医是越老越吃香"，我们的行业虽然现在收入不高，但未来发展前景是无可限量的，自身的学术价值是不可估量的，个人成就感以及被社会尊重程度也是很多高收入行业不可比拟的，而我们所需要的只是一份坚持、一份执着。

　　每次参加文化部门组织的非物质文化遗产交流和研讨会的时候，我听到最多的声音便是需要政府部门给予资金方面的资助。但我认为，以我们的现状，单单靠着外界资助只是杯水车薪。应该适当地将非遗的项目商业化，发掘项目中的赢利点，将传统文化融入现代生活，这不仅要在生产和销售模式上升级换代，还要为传统工艺行业补齐各种缺失的产业链环节，或者更简单地说，需要更多不同专业背景的人才进入传统工艺行业，与传承人携手解决产品形态和商业模式更新的问题，充分体现专业的人做专业的事。这是我们这些知识结构更完善、头脑更灵活的年轻一代传承人的历史使命。

　　以葛氏疗法这样一个传统医学项目来说，除了中医专业的应届毕业生和部分通过师承及确有专长的方法考取了中医执业医师资格的传承人，还有很大一部分人跟师多年但苦于没有中医师资格而无法正常行医（师承的条件相对苛刻且时间周期太长）。我们可以在传统的门诊治疗以外充分开发中医康复、中医调理治未病以及养生保健等项目和相关的产品，在为广大患者百姓服务的同时，也可以解决部分就业问题，这同样需要懂得相关商业运营的专业人员或团队的协助。

葛氏捏筋拍打方法

不过，人才的集聚不纯粹是商业问题，地方政府出台的各种优惠政策是一个重要保障。我们可以参考日本"人间国宝"的认定。日本政府不但对"人间国宝"在经济上给予必要的补助，在税收等制度上也给予优惠，还给这些工艺人相当高的社会地位，以激励他们在工艺方面的创新和技艺方面的提高。

此外，传统工艺行业还需要与现代造物系统对接，以成熟的业态为载体复兴东方美学。正如茶道、香道带动了陶瓷、竹编和大漆工艺的发展，砖雕、木雕如果能与建筑行业对接，玉雕如果能与珠宝行业对接，织绣印染如果能与时尚行业对接，便能实现一种质的飞跃，从小众的、装饰的领域迈向大众的、实用的领域。只不过，与普通商品有所区别的是，进入日常生活领域的传统工艺品一定不能是廉价、用后即弃的，不是迎合快餐文化的，而是提升大众文化品位的。与传统工艺振兴相伴随的，是大众消费观念和文化品位的提升，而这将是一个比传统工艺行业的现代转型更为漫长的过程。

葛氏捏筋拍打疗法第五代代表性传承人　葛少侠

附录二　亲历者讲述

得一良方　受益终生
——葛氏捏筋拍打疗法受益者记忆中的葛凤麟先生

葛凤麟先生是葛氏捏筋拍打疗法的第四代传人。我与先生的交往，来自家庭相延的深厚情谊。从先生身上，我领略到了中医的神奇，体会到了大医的风范，也学到了许多做人的道理，受益匪浅。

葛先生自幼随父习医，深得家传捏筋拍打正骨疗法的精髓，为无数患者解除了病痛，化解了烦恼。该疗法历经数代临床实践，并经过科学实验验证，能显著改善外科筋骨损伤等症状，尤其对颈椎病、椎间盘突出症具有独特疗效。在长期行医济世的实践中，先生不断探索总结心得，结合《医宗金鉴》和《少林拳术精义》，发扬光大家学，独创少林气功健身拍，遂把中医按摩科和骨科整合为中医骨伤科，使葛氏捏筋拍打疗法在中医骨伤界自成一派，声名远播。这些年，身边很多朋友遇有颈椎不适，或者椎间盘突出等问题，我都会推荐他们找先生试试，反映很好。葛氏捏筋拍打疗法也以其悠久的历史、独特的理念、确切的疗效和良好的口碑，于2011年正式入选国家级非物质文化遗产名录。

先生不仅传承了精湛的医术，也秉承了良好的医德风范。在先生眼里，无论老幼贫富、各行各业，都是愿意信任他的患者，他都始终如一，不遗余力，平等地对待。先生良好的医德、医术赢得了患者普遍的尊敬和信赖，慕名求医者，全国各地皆有，也有不少远道而来的新加坡、美国、日本、法国等国外患者。2014年先生被评为"京城好医生"。

为使更多人受益，先生针对近年来普遍多发的办公室综合病症，总结几十年临床经验及实践心血，整理出版《中国葛氏捏筋拍打疗法》，毫无保留地介绍了相关的治病原理、手法及禁忌等，重点推介了40多种常见骨伤疾病的日常治疗方法。全书突出以"自我治疗"为主，强调改善锻炼并行、扶正祛邪并重，内容丰富、通俗易懂、操作简便，既可让人们防患于未然，又能使患者自我治疗。先生此举，正是其医德医风的写照，彰显了中华医道、医德之博大精深、仁慈友爱。

近水楼台先得月，我按照先生的方法体验实践多年，收到了很好的效果。我更相信，广大读者通过阅读本书，不仅能够知用其"术"而有益于健康，更可窥观其"道"而涵养于心灵，以此更增几分对中医的认知与尊敬。

中央纪委国家监委驻水利部纪检监察组组长、水利部党组成员

王新哲

后记

在首都医科大学附属北京世纪坛医院相关领导的热心支持以及中医科葛氏捏筋拍打疗法工作室的全力帮助下，在本书编委会成员的齐心协作下，本书最终得以与广大读者见面。这是一个饱含辛苦同时又让人倍感光荣的过程。在此，要特别感谢那些在百忙之中，对本书的写作给予无私帮助和提供参考材料的医生和护士朋友。

葛氏捏筋拍打疗法已被成功列入国家级非物质文化遗产名录，这不仅是对国家非遗文化的保护和传承，也是对中医这门悠久深厚的学问的尊重。

如今，中医已经成为中华文化的标志性符号，最新调查报告显示，海外受访者认为最能代表中国文化的是中餐（53%）、中医药（47%）和武术（43%），而葛氏捏筋拍打疗法融合了中医和中国武术，或将成为中国文化走出去的重要名片之一。

帮助更多读者了解葛氏捏筋拍打疗法，推动非遗文化的传承发展，是本书的初衷。最后真诚希望葛氏捏筋拍打疗法这门高超的技艺能够在创新中一直传承下去，祝愿我们国家中医的道路能够越走越远。

葛凤麟

2019 年 12 月